中井久夫と考える患者シリーズ 2

# 統合失調症をほどく

中井久夫 監修・解説

ラグーナ出版

統合失調症をほどく――目次

カバー作品タイトル／三羽の鳥
木彫・写真　クロヌマタカトシ

# 本書ができるまで

精神科医　森越まや

本シリーズは、統合失調症を深く探究した精神科医中井久夫先生（以下中井）の著作を、患者と医療者がともに読み、体験から考え、対話し、新しい統合失調症像をつくりだしていく試みである。シリーズ第一巻『統合失調症をたどる』では、中井のテキストにそって病の経過を理解し、患者とともに回復への希望をたどった。患者の一人は、あとがきで「統合失調症の経過をたどることで、自分がなぜこの病気になったかが腑に落ちた。もう少し早く知る機会があったら病気にならなかったとも思う」と述べた。知ることは発病や再発を未然に防ぐことにつながるのだ。

この第二巻では、統合失調症の経過から各症状へと視点を移し、「症状とされるもの」を患者の体験と中井の推察から考察し、診断についての解説を添えた。さらに中井の治療原則をふまえて、考える患者たちが各々の症状に対する具体的な対処を記述した。

かつて統合失調症は治りにくい病気とされ、治療が困難とされていた。近年では、向精神薬の開発が進み、新しい治療薬が続々と導入されている。認知行動療法、アウトリーチなどの地域支援、オープンダイアローグなど薬に依らない治療法も海外から入ってきた。診断の基準も変わった。国は、入院中心から地域支援へと方針を変え、病気よりも生きにくさ、働きにくさという障碍《がい》の部分に着目し、二〇〇六年、障害者自立支援法を施行して福祉サービスの基盤においた。これにより私たちは、二〇〇八年就労継続支援A型事業所として株式会社ラグーナ出版を立ち上げた。二〇一六年現在、三十名の精神障碍を抱える社員とともに出版、製本事業を行っている。

　私が精神科医となった一九八〇年代は、収容型の長期入院など閉鎖的な精神科医療が続いており、地域でともに働く日がくることを想像すらできなかった。同じころ、中井は精神科医療の開放化について問われ、「開放化というのは全体の問題であって、個別の患者さんにどういう処遇をするべきか、きちんと考えなければいけないのではないか」(一)と答えている。その後、精神医療が地域にむけて少しずつ開かれ、治療の選択枝も広がったが、はたして精神医療は患者一人ひとりのことを思いやって進んでいるといえるだろうか。

　中井は、「統合失調症は治りにくい病気ではなく、回復を妨害する要因が多い病気である」として、患者の心のみならず、おかれている環境や身体症状の反応に目を向け、回復の過程を照らし出してきた。私は臨床の折にふれ中井の著作を開き自分の立ち位置を考えた。「症状をみるのではなく、病を被っているその人自身をみる」という中井の言葉は、私が症状に目を奪われその人自身を見失っていることを幾度も気付かせてくれた。

　患者とともに働きはじめてからは、一緒に中井の著作を読むようになった。考える患者たちは、中井の言葉に応じて病と回復の過程を理解し、自分たちの体験を振り返るようになった。理解することが回復をさらに促し、病の体験は力に変わったのだ。このことを中井に告げると、「こういうことを書けたのは患者さんの話を聞いてぼくの心の中にイメージとして起こってくるものを書いているからだと思います」と言い、「僕は患者さんを尊敬しています」と静かに語った。

本書は四章で構成されている。第一章「統合失調症理解と治療の手引き」では、中井の記した「患者の自己感覚を推しはかる」を中心に、病の経過を再考し、医療の側から治療と対処を考察した。医学的解釈は、幻覚や妄想などの症状を「了解不能」と定義する。しかし、中井は、「統合失調症になる可能性は全人類が持っているであろう」と仮定する。統合失調症の世界への親和性は、「診察中の私の中に開けている世界をも含んでいるとしてもおかしくない。私は統合失調症の人の世界は他の隣人の世界よりも了解不能とは感じていなかった。むしろ『変数が少し違う』という感じであろうか」[二]と自らの立ち位置を書く。

中井の推しはかる言葉に、患者たちは何度も「中井先生はどうして分かるのだろう」と口にした。例えば、統合失調症の根底にある未曾有の恐怖について、中井は「人間の限界を越えて一人放り出されるような感覚」と語った。第二章で自らの体験を書いたエピンビ（仮名）は、「心の底にもやもやとしていた病の体験が中井先生の言葉で形になり、自分でも理解ができてすっきり落ち着いた。自分の状態を主治医に伝えられるようになった」と喜んだ。患者は多くを語らず、時に誤解されることもあるが、豊かな言葉を持っている。中井の患者の内面を推しはかる記述は、考える患者たちの道標となったのだ。

第二章「考える患者の経験」では、症状を考える余裕をもつ二人の筆者が、発症時の背景や事情を振り返った。二人は現在、時折かすかな症状を自覚しながら、ともにラグーナ出版で働いている。

第三章では、診断と症状についてとりあげた。中井は「症状に目を奪われないこと、健康な部分に目をむけること、その症状が発現した意味を考えてみること」を繰り返し語る。ここに重要な治療思想がある。編集会議ではこの点を踏まえて、「症状のみをとりだすのではなく、その症状が出現するに至った過程や背景を丁寧にたどること」を方針とした。「症状に目を奪われないこと」とは、症状を見ないことではなく、何が重要かを考えることである。中井は症状を次の二つに分けて考えている。特異症状（その病気だけにあらわれる症状）と非特異症状（病む人に広くあらわれる症状で、特定の病気と結びついていないもの）である。

統合失調症の場合、幻覚や妄想などを特異症状として深刻に扱い、不眠や便秘といった身体症状などの非特異症状を軽視しがちだが、特異症状は回復の目安でなく、まっ先に治療しなければならないものでもない。患者がいちばん苦しむのも特異症状とはかぎらない。また特異症状はしばしば診断の基準とされるが、あくまでも診断の目安に過ぎない。「回復」とは特異症状ではなく、むしろ非特異症状の軽快・消失であるのだ。再発も非特異症状から始まる。さらに中井は、統合失調症に厳密な特異症状はないと付け加えている。

今回、皆で症状を一つ一つ丹念に追ったが、患者の数だけ症状がある。中井が言うように「百パーセント統合失調症の人はいない」。いくつかの統合失調症的なものが集まり、結果として統合失調症と呼ぶ事態となるのかもしれない。心身に、生きづらさに、独特な形で影響を与えることで逆説的に統合失調症は存在しているのかもしれないとさえ考えた。

第四章は、中井が考える治療原則と、本人、家族、支援者それぞれができる具体的な対処についての考えを深めた。統合失調症を被っている人の心身と生活に目を向けると、患者たちは〝ある種の硬さ〟に悩まされていることに気づいた。人は肩や腰が硬くなって痛みを感じるとき、そこをほぐして心身の安らぎを得て、日常生活にもどっていく。本章は、統合失調症における十項目の硬さを挙げ、中井と患者たちが〝ほどいて〟いった。

中井は、「自然治癒力を信じ、患者の自尊心を損なわず、悲観論に陥らない」という治療原則を、〝心の生ぶ毛〟と〝生活のひげ根〟を大切にするという表現に要約している。心の生ぶ毛とは、統合失調症の人が持つ、人好きのする、慎みを交えたやさしさへの敏感さ、日々の生活や自然の移ろいから生の喜びを感じとる高い感覚性である。生活のひげ根とは、一つの中心からひげ根があちこちにのびるように生活を拡大させ、めぐりあいや、ハプニングに開かれた生き方を可能にして、楽観性をたもちつづけることである。中井は「たしかに親密関係は『最後の砦』として重要である。しかし、強い関係だけでは孤立から抜け出せない。社会にひげ根を張るには弱い関係の豊かさが欠かせないのだ」[三]と書く。

共通言語を探すことは本書の目的のひとつであるが、患者は体験したことのない者に幻覚妄想などの世界は決して理解できないことをよく知っている。その上で周囲の者が理解できないことを受け入れている。精神医療や制度が変わっても、患者が病と向き合うことは変わりがない。統合失調症を知ることが病を越える力になるのではないかという思いからはじまった編集作業であったが、私は患者から、病とか治療とかを越えた静かに生きる力を教わった。患者たちは生活のひげ根をのばし、生死にかかわる精神病の体験を越えて世に棲んでいるのだ。編集会議を通して会話が増え、休憩時間に笑い合っている姿を見ると、少しずつではあるがひげ根がのびたとうれしく思う。

表題の「ほどく」は、中井の言葉による。考える患者からの「寛解（回復）とは何でしょうか」という質問に対して、中井は、「寛解とは、自分を縛っているものがほどける、そういう感じがどこかにあると思います。僕は藤の花が山中に咲いているのを寛解と思い合わせたんです」と答えた。藤は、季節が訪れたら自然に紫色の美しい花を咲かす。古来日本では、憂うつで心が解《ほど》けぬことを「結《むす》ぼれ」といったそうだ。本書を読んだ後に、心身を縛っている硬さが解かれ、美しい花のもとに寛《くつろ》げるようにと願っている。

第一巻に引き続き、転載を許可してくださったすべての出版社に感謝いたします。本書で使用したテキストの選定、加筆修正の責任はすべて森越にあります。中井の治療思想に関心をもたれた方は、巻末に文献を明示しましたのでぜひ原典をお読みください。

著作の使用を許可してくださった山口直彦先生、草稿のやりとりやQ&Aでインタビュー協力してくださった中井先生の秘書様、対話の場を整えてくださった皆様、「ほどく」「むすぼれ」など古語にこめられた精神性をご教示くださった山本史也先生に深く感謝を申し上げます。また本書にも引用されている星野弘先生には、中井の治療思想と実践を分かりやすく解説していただきました。重ねて感謝を申し上げます。

中井先生には、引き続き大変なご尽力とお時間をいただきました。本当にありがとうございました。また、前巻刊行後、読者の方々から数多くの言葉が寄せられました。代表して心より感謝を申し上げます。

最後に、これまでお会いしたすべての患者さんたちのおかげでこの本が生まれました。この場を借りて深く感謝いたします。


引用文献

（一）「座談会三〇年を経た寛解過程論」『こころの臨床アラカルト』二三巻二号、七頁、星和書店、二〇〇四年。
（二）『新版分裂病と人類』東京大学出版会、二〇一三年、二五三－二五四頁。
（三）『樹を見つめて』みすず書房、二〇〇九年、一三六頁。

# 第一章

## 統合失調症理解と治療の手引き／中井久夫

本章は、統合失調症の人の自己感覚の推察と治療的アプローチに関する言説を中井の著作から引用し、二節にまとめたものである。引用した箇所については章末に示した。

第一節は、統合失調症の人の自己感覚を中井が推しはかったものである。見出しは、患者の自己感覚のまとめである。は、各段階の「向き合い方のポイント」をまとめた。見出しは治療者および周囲ができることを掲げた。

第二節は、中井の「治療的アプローチの〝専門的常識〟」を二十四項目にまとめた。見出しは、治療者が行うべき原則を掲げた。底本は「統合失調症に対する治療的接近の予備原則」『統合失調症1』みすず書房、二〇一〇年、一七五―一九三頁（初出「臨床精神医学」第十一巻、一九八二年）を基本とし、その他に引用した文献は章末に示した。

## 一　統合失調症の人の自己感覚を推しはかる

### （一）発症以前

**だれも「病人」になりうる**

すべての人間は「病人」になりうる可能性をもっている。心身の傾向とそのときのわずかな事情によって何病になるかが違うだけだ。「だれも病人でありうる、たまたま何かの恵みによっていまは病気でないのだ」という謙虚さが、病人とともに生きる社会の人間の常識であると思う。[一]

**「余裕」「無理」「あせり」**

かりに健康な生を「余裕の時期」と名づけよう。人間は無理をする動物、限界をこえようとする動物である。そのため、人はいつも「余裕」の中にいるわけではなく、時には無理をし、あせる。「余裕」「無理」「あせり」の三つの段階を行き来しているのが人の日常である。絶えず揺れ動いていても、生体には復元力が働いており、少しぐらいのことでは健康の範囲をこえない余裕もある。ところが、この復元力をこえる力が働くと、失調がおこる。[二]この「余裕の時期」「無理の時期」「あせりの時期」の過程は、多くの精神病につづく共通の三段階であると考えられる。

統合失調症もまた突然起こる病気ではなく、その前段階として「無理の時期」と「あせりの時期」を経て、発病に向かうと考えられる。

## （二）前兆期

### ゆとりを失う

それはけっしてゆとりをもって生きている状態からはじまることはない。

最初には、いわば無理をしている状態がある。たとえば、突然勉強をはじめるとか、にわかに勤勉になるとか、熱烈な片想いをするとか、何かに凝るとか。[三]あることを成し遂げようと一つの目的に全力で向かう硬い構えは無理を助長する。

この一念発起は次第に他のことを考えるゆとり（余力）を奪い、ゆとりがなくなると予想外の事態や突発的な出来事に対処ができなくなる。統合失調症への傾きのある人は、このようにゆとりを失いやすい。

### 小問題を大問題とする

人はゆとりを失うと、小さな問題も大問題として考えてしまいがちである。たとえば、些細な失敗や目前のゆきづまりがたちまち人生を賭けた問題となる。原因を自分の弱さと考えて自分を完璧にしようと日々努力を続けるというよう

追いつめられた感じ

追われている感じ

人にみすかされている感じ

意味を考え直せない

未来のことを先取りする

なことがある。

自分の価値を高めるか、逆に低めるようなことしかできなくなる。つまり釣りをしたり、散歩をしても別に自分の価値は上がりも下がりもしないが、そういう行為は次第にしなくなる。(四)

そのうちに追いつめられた感じやあせり、不安が強まる。緊張が高まり、眠れなくなる。毎晩同じ悪夢を見たり、頭痛や胸の苦しさが出る。

やがて追いつめられた感じが、実際に何者かに追われている感じに変わる。不安は、ただならぬ気配が周囲にただようという感じに変わる。次第に何事も、偶然と考えすごせなくなる。

たまたま通りかかったところに、店員が水をまくと自分に特別の悪意をもってしたように感じる。自分の心の秘密が、人にみすかされているような感じも起こり、人に会ったり、外へ出るのがこわくなる。人にひどく迷惑をかけたり、害を与えている感じをもつこともある。(五)

兆し、徴候に敏感になり、自分にとって何かの意味を持つと感じはじめ、意味がうかんだとき、考え直す自由、考え流すゆとりもない。

未来のことを先取りしてあたかもその事態が今すぐに現実となるかのように心配する。まるでアンテナが何本もたってかすかな徴候を察知するような、感覚の強烈な過敏が起こる。目の前にみえているものより予感や予兆にとらわれて、聴覚過敏ではノイズまで拾ってしまう感じである。味覚、嗅覚も敏感になり異味悪臭を感じたりする。

経験したことのない不気味な気配を感じる

日常の音にも何か意味があり、自分と関係のあるように聞こえ、周囲の雰囲気も何かこれまでと異なり、なじみのない感じ、何かおこりそうな、これまで経験したことのない不気味な気配を感じる。

非常に気分がふさぐ場合も、はしゃぐ場合もあり、躁うつ病と間違えられる。このような状態が続くといつの間にか自分の殻に閉じこもり、だれにも頼れないと家族や友人とも離れて孤立していく。

孤立していく

このころは、自分では病気だと思っていないことが多いが、けっして楽なものではなく、非常に窮屈で偶然のない世界、自由のない世界、逃げ隠れのできない世界にたった一人で置かれているような恐怖感があるのではないか。(六)

身体の不調と休養の意義

あせりの中で、さまざまな身体の不調がおこる。ここで一念発起の目的が達成されたり、無理がたたって身体をこわし、休養を強制されたり、たまらず眠りこけてしまえば、緊張は次第に下がり、多分病気にならなくてすむ。(七)

## 前兆期の患者の気持ち（八）

- 世界と自己との間に深い淵があって越しがたくなってゆく。
- 悪いことをした覚えがないのに追われている感じがする。
- なにか仕組まれていて油断できない感じがする。
- 身辺におこることが、だれかの意地悪であるような気がする。
- 頭の中に雑音とも声ともつかぬざわめきがつづく（不眠とともに強まる）。
- 蟻地獄のようなところにうかうか落ちこんで、もがけばもがくほど抜けられなくなる。
- 遠くの音が身辺でおこっているような気がする（自動車が自分の部屋を走り抜けるように感じるとか、鳥が自分を囲んで啼き立てるとか）。
- 溺れる者はワラをもつかむというが、信じてよいといわれるものを疑い、信じてはいけないものをうかうか信じてしまう。

### 前兆期での向き合い方のポイント

このころ、周囲の人もただごとではないと感じるかもしれないが、病気だとは思わないかもしれない。

押し問答をしない

よく、「病気だ」「いや病気ではない」と、周りの人と本人が押し問答になることがあるけれども、痛くない病気は、その持ち主に病気とわかるはずはないので無理からぬことである。本人にとってみれば治療を受ける判断がつかないのではなく、医者を含めてまわりのいうことを信じてよいのか疑わしいという気持ちもあるだろう。

**医療機関を訪れるタイミングをはかる**

一般的に無理やあせりの時期のあと、不眠が二日以上つづき、「頭のなかがさわがしく」なれば、病院や医療施設を訪れることを考えてよいと思う。

受診する側の心理として、精神病恐怖と治療への恐怖はどちらも、〝得体の知れないものによって自分が変えられることの恐怖〟で、その底には破局に近づいている予感がある。

**無理を強いない**

治療の場面で、一般に診断がはっきりつかないこの時期には、治療者は決して無理を強いず、一見ささやかな見栄えのしないアプローチがよい。[九]

**自殺を制止する**

しかし、「なぜ自殺してはいけないか」という種類の問いには、私見では、自殺についての論争にまきこまれるよりは、声をはげまして自殺を制止し、その理由を問われれば、「それはリクツ抜きだ」と答えるのが正しいと思う。そして自暴自棄におちいらぬことをはっきり約束させて、その上に治療契約をむすぶべきである。

何故ならここでは、精神病の代わりの自殺が問題となっているのであって、いかに哲学的・論理的装いをとっていようとも、医師の手持ちの擬似哲学的装備で拮抗できないのが普通だからである。（一〇）

また、ここで急に精神的視野が開けることは危険であり、発病でなくとも精神病の代わりの自殺に導くおそれがある。

## 安心を贈る

患者の不安とあせりの奥にある気持ちを汲み、「いいたくないことは語らなくてもよい」ことを保証し、治療者が決して無理を強いないこと、強引に患者の秘密をもぎとろうとしないこと、秘密をまもることなどを態度で示して患者に「安心を贈り」つづける必要がある。（一一）そうして、患者が陥っているあせりの状態をそのまま進むことの危険を伝える。

患者がこれしかないと思い込んで突き進んでいる「直接的なアプローチ」作戦を軟化させるために、「それから……」「それから……」と先へ先へと尋ねる質問を避け、一つの、できるだけ具体的個別的な事柄をさまざまの角度から採り上げる会話の方がよい。（一二）

## あせりをほどく

また、そっとあせりの気持ちをとりあげ、「あせりの塊のようになっていれば、解決できることも解決できない」「そんなに追いつめられた気持ちでいて夜も眠れなければ、思い過ごしをするかもしれないし、病気になっても不思議ではない。まず休養をして、ゆとりを作ってから考えてはどうか」と「猶予期間」設定を提案する。

私は、問題の解決を性急に求められたとき、「そもそも問題には二種類あって、努力で解決すべきことと、待つことで自然に消えてなくなる問題もある。どちらであるか共同で吟味しよう」と述べ、その上で当の問題はいずれであるかを共同で吟味しようという反対提案を行い、この吟味のうちに相手は自らの「あせり」を自覚する場合が少なくない。[一三]

身体の休養をとる

一般にこの時期には、不眠が続き、頭痛や息苦しさ、食欲不振などさまざまな身体的不調がみられる。「身体の声」に従って身体の休養をとることでここから引き返すこともできるであろう。

## (三) 急性期

考え直す心のゆとりもなくなった

あるところから先は引き返しができない。それはすべてが自分にとって偶然でなくなり、しかもそんなはずはないと考え直す心のゆとりもなくなった時点である。すべてが自分にとって何かの意味をもつ。

偶然がなくなる

テーブルの上に空のコップがあれば、それは自分がちっぽけで、からっぽだということを、自分に思い知らすために誰かが置いたのだ、などと思う。ついには、テレビや新聞記事も自分にとって偶然でなくなる。遠くで沈んだ船でも、自分が沈めたように思われ、数字は暗号となり、自分のことが書かれているように思う。周囲の人の表情に敏感になり、自分の内面は他人に筒抜けなのだと考える(一四)。

**思い込みが深まる**

もはや引き返すこともできない思いこみ、何かおかしなところに迷い込んでしまったという感覚を抱くが、同時にこれまでわからなかったことがわかったような気がして、ついに「自己実現」が成ったという感じも共存する。

**不眠と超覚醒感**

不眠はやがて眠いという感覚も消えて超覚醒感となり、眠らなくても大丈夫だと動き続け、覚醒感は研ぎすまされ、思考はどんどん枝分かれして広がり、頭の中はさわがしくなる。不安定な状態に、全く眠れない日がつづくと、なだれのようにくずれて症状が発現する。

**苦痛そのものになる**

急性精神病状態とは、人間の体験する事態のなかで、もっとも苦痛なものではないだろうか。このとき、患者は苦痛そのものになっていて、それを語ることもできない。

**考えのまとまりをまったく失う**

壁を越して急性統合失調症状態に入ると、頭の中の考えも外界の印象も、無数の意味のきれはしと結びつき、頭の中で乱舞して、考えはまったくまとまりを失う。体もバラバラになり、皮膚に異様な感じがして服など着ていられない。電流が体にかかっていて、世界中の物がいっせいに叫び出す。耳をふさいでも音が入ってきて、いてもたってもいられない。恐ろしいようでいて恍惚感があり、夢のなかのようでいて極度にさめている感じである。世界のことは、全部わかってしまったようでもあり、世界全部が謎のように感じる。しだいに自分が何者かわからなくなり、〇〇という名で呼ばれている一個人にすぎないという実感がなくなる。男か女かさえわからなくなり、特別の人間、神、不死の人と思うこともある。万能の人間のようでもあり、同時にまったく無力で、操られっ放しのようでもあると思う。

これらの異様な感じのなかで、統合失調症にしかあらわれないものは、実は全くといってよいほどない。出産直後や重い身体病のときに起こる、精神病状態にもそれは起こる。ただこれらを山での遭難にたとえれば、統合失調症の人は、平地で遭難する人ということができよう。(一五)



**急性期前後の患者の気持ち**(一六)

- 地の底までの深い淵がひらいて墜落したような気がする。
- 意識の天井をつきぬけて天がひらいたような感じがする。

- 強い光や轟音や振動がおこって、それが自分の内部からでたのか外部から発したものかわからない。
- 限界を超えた恐怖がある。
- なにか大きな問題の前に立たされ、これを解かねばならぬ気がする。
- 何かを達成した感じと、それがじつは無価値なものであるという感じが共存する。
- たとえばバスに乗っても行き先がくるくる変わって目的地に行きつけない(そのあいだ、ときどき注意の途切れがあるから)。

**急性期極期の患者の気持ち**（一七）

- 天地が裂けて、天上が無限にみえたり、足下に深淵が開いたりする。
- 世界が（主に善と悪の）二つに分かれて戦い、自分はこの戦いに巻き込まれたくないのに巻き込まれて振りまわされつづけている。ときには自分が（たとえばマジンガーZのように）強くなったと思う。
- 指一本を動かしても世界が崩壊しそうで、身体を少しでも動かしてはならないという強烈な感じがする。
- 一瞬が永遠のように思われ、永遠が一瞬のなかに凝縮したように思われる。
- ときにもう治ったと思う。

・些細な人の好意を重大にとる。

## 急性期での向き合い方のポイント

安心と安全を保証する

急性統合失調症状態にある人が一番必要としていることは、安心と安全の保証である。明るく静かな環境において、情報のインプットを減らし、体力を回復することが必要だ。

そばにいる

同時に、信頼できる人物が余裕をもってそばにいてくれることが不可欠である。急性統合失調症状態にあるときには、家族や治療者の姿も変容して見えている可能性がある。

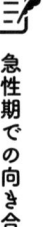

困惑でつながる

「困惑」は、嵐のなかではささやかな一点ではあるが、ときに患者とつながれる一点である。実際患者は深い困惑のなかにある。道に迷って途方にくれていて、こころのなかのどこかで救いを求めている。コミュニケーションは楽ではないが、嵐のなかにも束の間の凪はある。凪が呼吸をしていて、これでおしまいかと思うとまた家を揺さぶりだすという具合らしい。それは、凪よりもっと唐突であって、突然考えが止まったりするが、せきたてずに少し待つと、また

思考が流れだすものである。(一八)

### 訴えを「聴く」

「(苦痛を) 訴える能力」を自分が持っているという感覚は非常に大きな安心感を人間に与えてくれる。他方、「訴える能力を奪われている」という感じ、「訴えても通じない」という途方にくれた体験、「訴えても無駄」という徒労感は、人間を非常に絶望させ、よりどころを奪い、いちじるしく孤独を深める。

ここで、患者が「訴える」ことに絶望しないように考えることが大切だ。それはまず、訴えを「聴く」ということである。患者のいうことを、安易に「分かる」ということではない。他者の苦しみはそう簡単にわかるものではない。

人は苦痛そのものになっているとき、その苦痛を語ることはできない。患者が苦痛そのものになっているとき、症状ではなく、苦痛の表現を引き出すことは、言葉によって対象化するという治療性がある。

### 中立的な「開かれた」態度で耳を傾ける

「聴く」ということは、対話者が存在し、その訴えに関して善し悪しをきめる審判的な態度ではなく、中立的な「開かれた」態度、たとえば「どんなこともありうる」といった態度で耳を傾けることである。論理や常識、そういうもので患者を追いつめたり、脅かしたりせず、患者の気持ちに焦点をあて続ける、ということである。

### 症状を聞きださない

この時期の「症状」は、聞きだそうとすればいくらでもでてくるかもしれないが、症状を聞き出してはいけない。患者の語ることに中立的な立場で耳を傾けることはよいが、「それからどうなるの?」「なぜそうなるの?」「これとこれはどういう関係になるの?」「矛盾していない?」などと聞くことは患者を困惑させ、妄想型への道をひらく。もしたずねられたら、「自分は経験していない、不思議だね」という事実は伝えてもよく、さらに聞かれると、「えー、うーん、言われてみるとそんな気もするが、まさかとも思うし、さあ……」というような言い方がよいだろう。(一九)

### 音調に配慮する

話しかけるときには、ささやくような低声《こごえ》で、音域は広く、平板でない音調、短い言葉で語るのがよい。一般に低声の方が幻聴に拮抗しやすく、急性期にはしばしば聴覚過敏状態があるから。

### 苦悩に焦点をあてる

会話の「内容」よりも「苦悩」に焦点をあてること。幻覚に悩まされていることが明らかであれば、たとえ内容を知りえなくても「今の君にはとてもそう思えないだろうけれども、ほんとうは大丈夫なのだよ」とくり返し伝える。

### 待つことを提案する

ここでは〝問題〟を無理に聞き出すよりも、そっと横において待つことを提案する方がはるかに重要である。(二〇)

### 沈黙や〝嫌人権〟を尊重する

黙って動かず反応がないように見える場合も、患者は決して堅い鎧をまとっているのでなくて、むしろ外部からの過剰な影響にさらされつづけているのだ。

沈黙も不動も患者の最後のかくれ家であり、しかもそれは隙間風の吹きとおるかくれ家であり、患者は全身を耳にして聞いている。患者の沈黙や〝嫌人権〟は尊重されなければならず、それが可能な時間や場所が必要なのだ。

傍らにそっと寄り添う

おそらく、急性精神病状態において、もっとも患者に耐えがたいものは、「孤独」である。

周囲の表情によって自分が〝おかしい〟とみられていると思うと、人は何とか自分が正気であることを証明しようとするであろう。ことばで証明しようとすればするほど逆に〝おかしさ〟が増す。おそらく、患者をことばで正気を証明せねばならないような状況に置くことは、患者の孤独を深め、絶望を生む。孤独な人に対して、それをことばでいやすことはできない。そばにそっといること、それが唯一の正解であろう。[二一] ゲルトルート・シュヴィング（オーストリアの看護師）が行ったように、傍らにそっと寄り添うことがかけがえのない力をもつのだ。[二二]

## （四）回復期前期

治ったと思いがち

急性期の症状がやわらぎ、本人も楽になったと感じるとき、このときほど大事な時期はない。突然夢からさめた人のように、いままでの妄想や幻覚をことこまかに生き生きと語ってくれることもあるので、家族も、もう治ったと思いがちだ。

失った時間をとりもどそうとする

本人も、失った時間をとりもどそうとするかのように家庭・職場・学校にしきりに戻りたがるものである。しかし、このときほど気持が不安定なときはない。無理を強いず、本人のあせりが出ればそれを抑え、柔らかに包むような保護のもとで、過ごす必要がある。

身体に症状が出やすい

一時の安定のあと、薬の副作用が急に出たり、身体にいろいろな症状が出やすい時期がくる（回復時臨界期）。便秘や下痢、微熱が続くこともある。また、悪夢にうなされたりする。これらはすべてこの転換期の特徴であり、改善のきざしであることが多い。

繭に包まれた感じ

またこの頃しばしば、「繭に包まれた感じ」とでもいうべき経験がある。何か茫然と、霞の向こう側にいて現実の事象が遠くで起こっているような、自分の周りに見えない隔たりがあるような感覚、軽度のものからはっきりとした離人感までさまざまであるが、繭に包まれた感覚はきっと生体を保護するために役だっているであろう。

心配が募る

回復するにつれて「頭が働かない」「本を読んでもピンとこない」など言い、

寝てばかりいたりするので、周囲も本人も、精神能力が下がったのではないかと心配するが、実は、非常に重要な再調整の時期なのである。

---

**回復期前期の患者の気持ち**（二三）

- なにかゆるんできた感じがする。
- 極期の状態をことばで表現できるようになるが、人に通じないことが少なくないので当惑する。
- やたらに眠くなり、済んだことが夢のような状態を通過したようにだんだん思えてくる。

---

## 回復期前期での向き合い方のポイント

「社会復帰」を急がせない

身体症状に注意する

急性期を過ぎたあと、ほんの一瞬明るく穏やかな時期がくる。しかしこの時はまだ「二月の早咲きの花」とでもいうべき「わずかな霜にも耐ええない」時だ。ここで「社会復帰」を急がないことが重要である。

なぜなら、この穏やかな時期のあとにさまざまな身体症状がでる「回復時臨界期」が来るからである。「回復時臨界期」は精神に代わって「身体全体が病を引き受けはじめる時期」である。それまで頭だけで受け止めていたストレスを全身で受け止めるかのように、からだの症状がでてくるのだ。

身体症状の出現は、しばしば病の悪化や再発と思われるが、回復への一道程であり、「必ず一時《いっとき》の間」であることを知っておくと不安も軽減する。「身体の声」に聞き従うことである。

## 「一時《いっとき》の間」と言い聞かせる

またこのころ精神的には、深い消耗感、抑うつ気分、現実感の薄さ、繭に包まれた感じ、などを感じることがある。一見、動きが遅く茫然としている状態の裏で、精神的・生理的に再生の準備がすすんでいるのだ。急性期状態という未曾有の事態を通過することは、限度をこえる大仕事であり、そのあとに、現実から生体を保護するような「繭の時期」がくるのは、極めて生体の理にかなったことである。

## 大きな決定を避ける

ここで、急いで仕事を始めたり、人生上の大きな決定をすること、させることは、ぜひともさけて欲しい。ものを決める、選択するというのは大きなエネルギーを食うものだ。周りがこまごまと指図して、行動を強いることは実りなく、有害でさえある。そういうことは枝葉の問題であり、幹がしっかりしてくれば、外から指図するまでもなくできるようになるものである。再生しつつある生体のリズムはめまぐるしい現代社会のテンポに合わないのが当然である。

非常な孤独を味わうこの時期には「孤独にひとりこの時期を通過させない」ことが何より重要である。病前の苦しみを思い起こしたり、この先どうなるかを無理にみようとして見えない。しばしば死をもとめ、再発を願いさえする。

### 孤独を支える

いままで、自分がまわりに苦しめられていると思っていたのが、全部間違いで、まわりに迷惑をかけていたのは、実は自分だったと認識するとしたら、実につらいことであろう。いわゆる「病識」の発生を単純に喜ぶべきではない。覚めたように「世間の冷たい風」を感じ非常な孤独を味わう。非常にさみしい。しかし急性期の孤独とは異なり、人間的世界にひらかれた共感できる孤独である。このときに支える。

### 力を使い果たさないように配慮する

まだ不安定なこの時期に、少し調子がよいと力を使い果たして絶望したり、自殺する人も少なくない。「急によくなったように見えるときは急に悪くなったときほど危ない」とも言える。

回復初期はもっとも強い支持を必要とする時期であり、「忘れられてはならない」のだ。そして治療は、これまでが応急処置で、これからが本番とも言える。

## （五）回復期後期

揺り戻しを繰り返しながらおさまってゆく

回復は急性期の数倍をかけてゆっくりとすすむ。精神病状態は、明暗二つの時期を繰り返しながらしだいにおさまってゆくもののようである。身体と精神がゆるやかに調和してゆく感じであろう。

一見よくなったりわるくなったり、揺り戻しを繰り返しながらすすんでいく。もともと心にも体にも現状を維持しようとする力が備わっているが、揺り戻しが起こるのは、生体に変化が起こるとその変化を打ち消そうとする反作用が生じるからだ。

段階をみると「変化の時期」と「現状維持の時期」が交互に現れ、揺れながら回復していく。

現実感が戻ってくる

夢が明るくなり、新聞やテレビの内容が頭に入るようになる。現実に即した時間の感覚をとり戻す。過去の不安が遠くなり、未来が現実とつながって見えてくる。対人場面は小さな突発事の連続だが、徐々に対応できるようになる。

やがて「繭に包まれた感じ」が消えると、季節感の回復など、霧が晴れたようにに世界がくっきりとみえるようになる。しかしこれは同時に外界の刺激から保護されている感覚もなくなるということだ。ここで再発の防止が大きな課題となる。

**回復期後期の患者の気持ち**（二四）

- なにかきゅうくつな感じがする。心がはずまない。
- ときどき恐怖感がおそってくる。
- ときどきものが歪んで見えたり、現実感が非常に強まったり、逆に弱まったり、物体の線が強調されたり、平凡なものが壮大に見えたりすることがある（長つづきしない）。ときには、だれかに見られているのではないかなど、初期のころの感じが短期間戻ってくる。
- とめどなく疲れた感じ、心がいじけている感じ、索漠とした感じがする。朝のさわやかさを感じない。
- 何年も前のことが突然昨日のことのように思えて、たとえば何年か前に自分を叱った人をケトバしたくなったりする。一般に過去が風化しない。
- 回復はまずテレビの筋がわかるのに始まり、新聞が読めるようになり、人の話が聞けるようになる、という順が多い。

## 回復期後期での向き合い方のポイント

信頼関係を確かめる

急性期の数倍の長さがあるこの時期に、家族や周囲が見放さないことが大事である。入院している場合、規則正しく見舞ってほしい。根本的な信頼関係を確かめるうえで、非常に重要な時期である。

あせらせない

行動に生気が出てきた時期でも、まだ手放しで喜べない。第一に職場復帰・復学・就職・進学・結婚などで、おくれをとり戻そうというあせりが出がちであり、このあせりが、再発のきっかけになるからである。一般に本人がいい出しても、十分ゆとりができるまで待つようにすすめるほうがよい。剣が峰を歩ませるようなことが長続きしないのは、健康者も病気を経験した人も同じである。ただ健康者は無理をすれば、自分に嫌気がさしたり、眠くなったりして、おのずと自分に合ったコースが定まり、自分に合ったペースで生きることができる。がんばっても身体の故障が起き、何かの症状が自覚され、そこで休む。

大問題・難問題から手をつけない

精神科の病気になりやすい人、特に再発しやすい人は、このような自然の警報が、うまくはたらかなかったり、警報を無視する人である。特に統合失調症の場合そうである。しかも自分には苦手なことに取り組む傾向、大問題・難問題から手をつける傾向がある。些細な問題に出あっても、関係をたどって大問題にしてしまう傾向がある。

### ゆとりある生き方を身につける

病気を経過することによって、かえってゆとりある生き方を身につける人がある。しかし逆に、ますますあせりに身をまかせる人もある。

しかし、家族の伝統が非常にゆとりのない生き方、ぎりぎりの生き方をするように固まっていたり、またある特別の生き方をしなければならないように定まっているとき、病気から治りつつある人は、ゆとりをもつことがむずかしい。こういうときは、本人が家族から一定の距離をとった生き方をすることが大事である。

### 病気の激しかったときのことを話題にしない

どの家庭にもあてはまることは、まず病気の激しかったときのこと、病気のはじまる直前のことを、話題にしないことである。それは医師も、してはならないこととされている。退院する人を迎え入れる部屋は、いくぶん模様替えをしたほうがよい。たとえばカーテンをかえ、夜具のカバーをかえるだけでもよい。

入院前に買い集めたりしたものを、無断で捨てることはよくないが、散らかったままにせず、きちんと包装し、しまうのがよい。日記は読まないほうがよい(日記と夢は家族も立ち入ってはいけない、もっとも深い個人の秘密である)。

総体に身体の病気で退院してくる人を迎えるのと同じ態勢がよいのである。

### 病気の直前に会った人となるべく会わない

病気の直前に会った人は、本人が望まぬかぎり、しばらく会わないほうがよいと思う。職場の人ともなるべく後回しのほうがよい。これがあせりのきっかけになるのは、身体の病気の場合とかわらない。

### 一念発起に用心する

精神病をした人が怠け者であると、世間や家族はもとより、本人さえ信じていることが多い。しかしこれほど真相から遠いものはない。病気になりやすい人、病気をした人は、休むのが下手なのである。その結果、働けないようにみえるにすぎない。再発する前には休みなく働き、そのうえ英語学校に通ったり、何かの資格をとろうと、張り切ったりしていたことが多い。一般に突然張り切ることは危険信号と考えたほうがよい。

### 職場環境を検討する

頭を使う職場や、身体を使う職場のほうが〝神経〟を使う職場にくらべ、よい。セールスマンは、時間的には自由な点が有利であり、苛酷なノルマさえなければ駄目といえない。一般にミスを許されない職場、うしろから監視されている職場、残業しないと忠誠を疑われる職場は向かない。安心しておれる感じが何よりも大切である。しごきの激しい職場、職場への心情的忠誠を態度で示しつづけないと非難される職場、人の顔色をうかがわねばならない職場、派閥争いの激しい職場はさっさとやめるのがよい。

小問題から手をつける

一般に嫌なことはしないですむ、と考えて生きるのが大事である。統合失調症に傾きやすい人は、だいたいにおいてものがみえすぎる。重要な問題がわかるため、それから解決しようとする。しかし、そういう問題はだいたい解決に時間がかかるので、その間に放置しておいた小問題に足をすくわれる危険がある。小問題から手をつけるほうがよい。また、複雑でも完全な解決法を好む傾向がある。しかし、解決法は簡単であればあるほどよいのである。さらに知的に論理的道筋をたどって、解決する傾向がある。そういうのに適した問題もあるが、人生の問題のなかには、待っているうちに自然消滅する問題のほうが多いことを、たえず念頭においてほしい。待つことができれば、破綻《はたん》することは少ない。

微妙な感覚を味わう能力を尊重する

統合失調症になりやすい傾向の人、統合失調症やそれに近い病気を経験した人にとって、人生はいくぶん他の病気になりやすい人よりも生きにくいのは事実であろう。日本の会社は、うつ病になりやすい人向きにつくられている感じである。統合失調症系の人はこまごました気の使い方を要求されるとき、特に途方にくれやすい。

統合失調症系の人のつらさは、対人的な過敏さである。また安全感がゆらぎやすいことである。それは、しかし他方では、微妙な感覚を味わう能力でもある。この感覚は快不快よりももっと知的な、認識的なものに近い。それは統合失調症系の人に与えられた、かけがえのないたまものであろう。

## 二　治療的接近の予備原則

### (一) 自尊心の尊重

医者がすべきこと

患者の自尊心を損なわない

統合失調症の人と有害でない接触を行なうために必要と思われる、いくつかの予備原則を述べることから始めよう。それは〝専門的常識〟とでもいうべきものであって、治療技法はそれを顧慮して立てられるべきものと私は思う。

「まず害するなかれ」とは医学の鉄則である。不確実な有益性のために確実な有害性を忘れた治療行為をしないということだ。医師には、何かをしなければ申しわけないという強迫が存在するが、なさざるの善もありうる。効力の強い治療は傷害性も高い。有効性ははっきりしなくとも無害な方法を選ぶほうがよいことが少なくない。絶対に無害なものは世の中にないかもしれないが、ほぼ取り返しがつく程度に有害である方法は何でもやってみる価値があるかもしれない。

どのような場合でも、決して放棄されてはならない目標は、患者の自尊心を損なわないことである。身体的破壊性とならんで心理的破壊性を推しはかり、社会的・個人的尊厳を破壊しないよう心掛ける必要がある。これは困難だが放棄されてはならない目標である。自尊心を失った人は患者であろうとなかろうと相互的な対人関係を結べず、治療関係やその他の対人関係も荒れる。急性の尊厳破壊は急性期に（たとえば入院において）起こりやすく、慢性の破壊は慢性病棟で起こりやすい[二五]。

患者は一生懸命考えている

何科の患者でも、患者というものは、一生懸命考えて考えて考えていると私は思う。ガン患者でも認知症の人でも、それは変わらないと思う（それから一般に子どもだ）。認知症の人も暗黒星雲のようなものをかきわけて何かを考えとおそうとしている時があるように私は思う。ということは、裏からみれば、自尊心を何とか取り戻そうとしていることである。私は、統合失調症でも、認知症でも、子どもでも、自尊心の再建が重要な鍵だと思っている。これ抜きでは、治療でも介護でもリハビリテーションでも必要な士気が得られない[二六]。

## （二）自然回復力

自然回復力

まず統合失調症にはかなりの自然回復力があるということ。あるいは、統合

自然回復力を妨げない

自然治癒力の発現として症状をとらえる

失調症者には「みずからの精神衛生をよい方向にもってゆこうとする傾向」がある。このことは、精神科病棟に勤務してみればよくわかることである。この原則から次のいくつかの枝が導かれるだろう。

まず、この自然回復力を妨げないように注意を払うだけでもかなりのことができるだろうということ。

次に、理解しがたい患者の言動も、自然治癒への方向性がないか、少なくともこれ以上の悪化を防ぐ意義がないかを考えてみる必要がある。

第三は、一般に多くの自然治癒機構の働きが、新しい病的過程、たとえば自己免疫を発足させることがあるが、それと同じことが統合失調症でもみられるだろうということである。独語や妄想のもつ不安鎮静力が悪循環をスタートさせることはすでに理解されている。

たとえば、考えが次々に分岐して頭の中が騒がしいとき、独語は、脳が必死に整理しようとしているのかもしれない。独り言はいっぺんに一つのことしか出てこないので頭の中の交通整理になる。

また、統合失調症の極度の恐怖は対象を持たない全体的な「恐怖そのもの」体験だが、幻覚・妄想・知覚変容は、意識に対象を与え、恐怖を幾分でもやわらげるようである。その限りでは健康の方向に向かっているといえる。幻覚や

自然回復力を手助けするための薬物

自然回復力の存在を患者に告げる

妄想も自然治癒力の発現といってもよいかもしれない。恐怖をやわらげるために発現した幻覚や妄想自体が、やがてつかみどころのない多彩なものから単純化し、そして繰り返しとなってゆく。つまり意識にとって相手にしやすいものになってゆく。患者のあるものは、恐怖に引き戻されないように幻覚や妄想という藁にすがりつく。この藁を失うと大海によるべなく漂うことになる。ここに幻覚や妄想の抜けにくさの一つがあると私は思う。(二七)

第四は、薬物も自然回復力の発現とその意識化を授ける方向において使われるのが一般に望ましいことである。

第五は、かなりの自然回復力があることを患者に告げることが、一般に患者の悲観論を抑え、患者のパーソナル・イニシアティブ(自発的に何かをしようとすること)を強化する力をもつだろうということである。

徐々に悪化の経過をたどると考える悲観論が、自己実現性予言の性質を持っていることを指摘する必要があるだろう。つまり、ある事態を予言することによってその事態の実現性を高めているのに、そのことに気づかないで、かえって予言の正しさが裏付けられたと思うことである。(二八)

## （三）一時性の強調

折に触れ「一時性」を語る

患者になる時は一般に人生において成功や満足が乏しい時が多いように思う。したがって悲観的にものを眺めてもふしぎではない。

多くの人々が「いうまでもなく一時的なことである」と感じていることを「永久に続くこと」と考えやすい。たとえば薬物の作用・副作用。いや誰でも、何も知らされずに地下鉄が駅の中途で止って灯が消えれば三十分でも「永遠にこのままであるかのような」不安を抱くはずである、それまでにパニックにならなければ。口が酸っぱくなるほど、折に触れていろいろな事態や症状の「一時性」を語りつづけ、「それは一時《いっとき》である」ことを告げる必要がある。それは見えないところで患者を救うものだ。そしてそれを告げること自体が幸いに事態の一時性を高める方に働く。(二九)

## （四）兆候性優位の病理

恐怖を汲む

患者はたしかに木村敏（精神科医）のいう「前夜祭」「先走り」的な存在構造

不安が徴候優位性を強めることを理解する

をもっている。ということは、将来をすでに現在のことであるかのように感じ苦しむということである。患者が将来のある時点について語るとき、それがいかに遥かな将来――たとえば老後の不安を語る若者――であっても、彼は、今そこにいるかのように感じているのである。このような未来については、かすかな兆候の錯綜から生まれる予感しかありえないのだが、患者はわずかな兆しから一つの全体を思い描き、それをもっとも確実な現実のように恐怖し、恐怖ですっかり頭が一杯になっている。

ここで、不安が高まるとともに患者の思路はみるみる伸びてもっとも遥かな未来を探り、また次々に枝分かれしてあらゆることも起こりうるような可能性の隅にも届こうとする。この思路の延長と分岐は兆し（兆候的なもの）に導かれて起こり、したがって患者は不安になればなるほど兆候優位的な認識に傾いてゆく。その結果、ものごとの重要性について、まったく不思議な倒錯的な順位のある世界の中に入っているように見えることがしばしばある。小問題は大問題となり、大問題は小問題となるのだ。

妄想的色調と妄想とを峻別する

アメリカの精神科医サリヴァンは急性期の「妄想的色調」を妄想型統合失調症と峻別する旨を何度か理由ぬきで述べているが、この「色調」のうちには「兆候性によって描きなおされた世界の中で物事が生起している」ことの表現にすぎないものも含まれているはずである。

信頼の逆転現象

これが常同化すれば、一種の心理的性向となって、眼前のものを無視しながら時間的空間的に遠いものを重大視し脅威を感じ、信頼できそうにないものを信じつつ、信頼してよさそうなものを疑うなど、多くの一種の逆転現象となり、回復後も思わぬところで顔を出す。これらは不安をあるレベル以下に保つことによってしか、マネージできないもののようである。逆に過去自体はあまり深く後悔しないようにみえる。あるところから別の道をとって、「ひょっとしたらそうあれたかもしれない自分」と現在を比べることはあるが。

## (五) 押しつけがましさの回避——カタツムリ物語

「強引さ」と「不意打ち」を避ける

一般に患者は「強引さ」と「不意打ち」を嫌う。「指導」という意識をもってするアプローチはまず実らない。ましてや、治療者の威信をかけて「治そう」と力ずくでかかると治るものも治らない。むしろ「治す」などという意識は傲慢であるとして捨ててかかり、自然治癒力を信頼したほうが良いくらいである。

「指導」すれば情報を失う

患者はカタツムリあるいはオジギソウに似ている。われわれは、閉じこもっているカタツムリの貝殻の入口から棒を突っこむのはただ破壊的だということを知っている。何に安心するのかはわからないが、安全だと思うと、カタツムリはそろそろと頭を出しツノを出す。すこし待ちくたびれたからといって頭をはさんで二度と閉じこもらないようにすればどうなるだろうか。そんなことはせずにしばらく見守っていると、思う方向か否かは知らず、カタツムリは動き出す。思う方向に「指導」してやればよいかもしれないが、そうすればわれわれは「カタツムリはどこへ行きたいのか」という情報を失う。一般に一つ「指導」すれば一つ情報を失うと考えてよい。それにカタツムリはふたたび殻の中へ入ってしまうかもしれない。彼は一般に用心深い。しかし崖っぷちへいってしまうこともあって、そのときは端的に警告し、しばしばつまんで安全なところへ戻すのが理にかなっている。

## 患者の後を一歩おくれてついてゆく

つまり、緊急介入はありうるのだが、その他のときは、患者がどう感じ何を望んでいるかを行動あるいは言葉のはしばしから汲み取って、患者の後を一歩おくれてついてゆくのがよいと私は思う。「期待される治癒像」という主題の議論がしばしばなされるが、私には治療者の途方もない思い上がりのようにみえる。樹木は無限に高くならないし、そのすべての小枝が伸び切るわけでもない。しかし、光と水と養分があれば、樹の種類に従っておのずと樹容は定まる。時にわれわれは日陰の不毛地で、あまり水も注がないで、枝の剪定ばかりに熱中してはいまいか。

## （六）波長を合わせた会話

患者の話し方に波長を合わせる

患者との具体的な接し方であるが、第一に患者の話し方に、いわば波長を合わせるように合わせてゆくのが第一である。声は患者よりやや低めに、やや深く（音域を広く）する。決して患者より大きな声を出さない。これは重要なことを語るときも同じである（ただし緊急介入に際してきっぱりと語るときは例外である。手に入りにくい切り札のように大声を惜しむべきだ、というとより正確かもしれない）。もし患者の話し方（語り）のチャンネルが二つ以上あれば、より深みのある声、より一貫性のある声、そしてより自らの感情を語り、論弁性のより少ないほうのチャンネルに合わせるのがよい。患者が頻繁にチャンネルを切り替えるとき、いちいちそれについてゆくことはすすめられない。疲労するからである。

ほんもの的なチャンネルに合わせつづける

患者からの適当な距離を保つには、患者のもっとも感情のこもったほんもの的なチャンネルに断然合わせつづける必要がある。さもなくば、無原則的にふりまわされるだろう。逆にわれわれが相手をそのようにしてふりまわさないよ

## 訓練の声と希みの声

「希みの声」に込められた「叫び」を読みとる

うに自戒する必要がある。

患者の話し方（語り）のチャンネルが二つ以上あれば、と書いたが、サリヴァンはよく音調について、患者自身に「君の訓練《トレーニング》の声と君の希み《デザイア》の声とがある」といっていたそうである。おそらく「訓練の声」とは、音域の狭い、平板な声だろう。妄想を語る時、音調がそのように変ること、逆にそのような音調は、妄想を語っていることを教えてくれる場合がある。一般に論弁的になる時、数学の証明を読み上げる時、上司に問われて答える時、等々、人間の声はそうなりがちである。それは防衛の声であり、緊張の声である。これに対して、「希みの声」は音域の幅のひろい、ふくらみのある声だろう。患者にせよ、患者でないにせよ、自分の心の動きを自然に表現する時はそうなるものであろう。

ただ、妄想と一般にみなされるものの中にも、「希みの声」で語られるものがあることに最近気づいた。しかし、そういう場合は、ほとんど患者の希みあるいは感情そのものが何かに仮託されていると考えてよいことがわかってきた。その時は、たとえば「私にはまるで君の心が叫んでいるように聞こえたが……」といっても差し支えないようである（これはふつう解釈ということになり、〝妄想〟には軽々にすべきでないことを私はわきまえているが）。患者とただちに、そのことの発生した時、患者がおかれていた状況の話に入ることができたし、患者の「叫び」はまさにその状況をみごとに要約したものだったからである。

**自分の音調をききわける**

サリヴァンは、患者自身が自分の音調をききわけて自分を知るようにすすめた。これは、彼が、患者にまず、自分の辺縁的な身体感覚に意識をむけるようにすすめたと同じ線上の治療的知恵であろう。少なくとも、治療者自身がそれをききわけることがのぞましい。また、治療者自身の声についてもそうであろう[三〇]。

**家族相互が「訓練の声」**

似たことは患者の家族についてもいえると思う。患者の家族にもっと「話し合い」をと、すすめるのはやさしいが、家族相互が「訓練の声」で話し合っていないか、いや、もともとそういう声で家族がコミュニケーションを行なってはいなかったか、をみる必要もあろう。家族の声が次第に「訓練の声」でなくなってゆくかどうかは、家族面接がみのりあるものとなってゆくかどうかの大きな目安だと思う[三一]。

**余裕のあるほうがないほうに合わせる**

相手に波長を合わせて話したり行動することは一般の対人関係でも重要であり、とくに精神療法において重要である。「余裕のあるほうがないほうに合わせる」のが対人関係の原則である。この定義によれば「治療者」とは「患者」より余裕が大きい人のことで、もし逆だと悲劇である[三二]。

## （七）間接的アプローチ

断言よりも、控え目に語る

一般に間接的アプローチのほうが、実りが豊かである。断言よりも、控え目な語りや、「ひょっとすると」「かもしれない」「としても不思議はない」などの婉曲話法、事態そのものやその価値や効果を低めにいう控えめな表現は、対話を促進させる。患者の前でへどもどしても信用はそう下らないが、空手形の発行は高くつく。患者は「その場限りの安うけ合い」には敏感である。診察の場面で「なだめ」というポリシーがその場で効を奏することは少なくないが、患者が折れても、それは医者や逆らえない相手の権力にへこまされたからで、どこか他のところで鬱憤を晴らしやすい。

匙を投げていないことを告げる

患者との対話の一つのコツは押し問答にならぬよう、ならぬようにともってゆくことである。もし押し問答になったら「うーん」と頭をかかえて考え込むほうが、チャンネルを切り替えて「管理者・決定者としての支援者」になるよりもずっとよい。しかし、同時に「私は匙を投げていないし、そうそう簡単に匙を投げない。あなたを診察、支援しているのは、匙を投げていないからだ」ということが、つねに態度で、そして問われれば言葉で告げられていなければ

病的体験中心に尋ねない

ならない。

直接的なアプローチで、「それで?」「それから?」と、不安や妄想など病的体験中心に尋ねるよりも、友達と喫茶店に行ったり映画を見たりという日常を尋ね、健康な生活面に注目する方が癒しの力があるであろう。病状ばかりに注目して、患者の人生を病気中心にしてはいけない。

## （八）治療とは共同作業である

患者と家族との共同作業と観念する

治療とは第一義的に患者との共同作業であり、第二義的には、その他に家庭、社会その他が加わる共同作業である。このように観念することは、「かかわり合い」という言葉より、はるかに明確で一義的で責任性とその限界を示すものであって、患者治療者双方の精神衛生によいであろう。「かかわり合い」とは、よく考えれば「対人関係をもつ」ということをロマンチックに表現したものにすぎず、相互の責任性をあいまいにしていて、逃げことばめいて聞こえる。

呼吸を合わせる

共同作業であるということは、患者と治療者——そして家族——の呼吸が合わなければ、治るものも治らないということを含意している。私は、短期から中期的な予後を大幅に左右する「人間の手で動かしうる（手のうちに収められる《ディスポニーブル》）

因子」としては、この包括的な合意を成立させ維持しつづけることが大きいと思う。この合意のないところでは、治療は彷徨的となるであろう。

## （九）共同作業の不平等性とその弱毒化

不平等性を一定以下の水準に保ちつづける

一方、この共同作業が対等の二者によって荷われるのでないことは言わねばならない。治療者と患者は本質的に不平等である。究極のところ、侍医でもない限り治療者にとって患者は大勢の中の一人one of themであるが、患者にとって治療者は、ある一時点においてはかけがえのない人the unique oneである。この不平等性を一定以下の水準に保ちつづける作業が治療者側に課せられている。椅子一つでも大小の差があれば、それに応じて不平等な雰囲気が強まる。

## （一〇）sick rôle対治療者

患者の権利と義務を伝える

もうひとつ、治療者が荷う仕事は、患者のいわゆるsick rôle（病人の役割）に関するものである。すなわち、その二つの権利「労働を含む社会的責任の免除の権利」と「治療と援助を受ける権利」を保障することはもちろんだが、患者の二つの義務、すなわち「治ろうとする意向をもつこと」と「治療に協力すること」についても、何が治る方向であり、何が治療者との協力であるかをできるだけ明確に一義的表現で患者に伝えることは、治療者の仕事に属する。

**治療行為の結果を聞く**

私は、「治ろうとすることは、より余裕の大きな方向へ方向へと舵をとることである」という言い方をする。この場合、余裕感という内的な一般感覚を意識できることが重要な前提であるが、この点についてはふたたびのちに述べよう。

「治療への協力」とは第一に「治療行為の結果を告げること」であり、「私（医者）は耳に快いことを聞きたいのではない」ということである。すべての治療行為は、服薬に始まり外泊にいたるまで一つの実験であり、それを通して回復の道が明らかにされてゆくのである。実験といったが、これはもちろん治療者のために行なう実験ではなく、患者のためのものである。

**患者のための「実験」を行う**

「実験は失敗しない」というのは私の屁理屈だが、何かやってみて失敗しても、できないことがわかれば成功である。「実験精神で行こう」とよく私は言っていた。[三三]

むろん、このことが共同作業であるためには、治療者は冒険を好むものでないこと、やり直しのきかないことは避けるか後まわしにすること、つねに予想外に備えて連絡のつくようにしておくこと、少なくとも見通しのついていない未来にわたる決定的行為はしないことを、折にふれて話しておく必要がある。

## （一一）発病の回顧を避ける――心的外傷の永続性

寛解時に問うべきではないこと

発病時のこと、発病直前のことは、寛解時に問うべきではない。これは心的外傷となって、十数年、いや数十年もほとんど皮一枚下に存すると仮定したほうがよい。一般に心的外傷は身体的外傷と異なる性質をもっている。後者が、受傷の時と同じ強度で再燃することはまずない。しかし、心的外傷は、たとえ若き日の失恋のようなものであろうと、数十年後も、不意に一枚のハガキを見ただけでも、当時と同一あるいはそれ以上の強度をもって直接感覚しうるものである。このことは、外傷に限らず、プラスの価値をもつ事件にも起こりうることである。

痛くないところから触診する

いずれにせよ、発病当時の状況を想起させること、類似の状況に曝露することは治療的でない。そのため資料に欠けるところが生じても、そのマイナスのほうがずっと少なく、また一般には間接的なデータ入手で間に合う。前にも書いたが、痛くないところから触診する小児科医の英知に学ぶべきである。中立的事象から話しはじめることだ。しかし、患者のほうが発病当時のことを話しはじめたら、これは受けて聞くべきで、とくに急性期終了直後においては、患者が話すこと自体に自己治療的意味があるようである。

## （一二）事件重視型の面接への戒め

穏やかに過ぎたことをともに喜ぶ

患者との面接は、事件重視型“events-oriented”でなければないほどよい。この意味は、前回の面接以後、内面的・外面的に起こった事件をたずねることから始まり、それを中心として展開される面接である。患者がそうするならかまわない。面接の場自体があらかじめ、そういう態勢になっているというか、とにかく、患者のほうがそういう問われ方に方向づけられていると自ら感じることが問題なのである。時に患者は「事件という手土産をもたずに手ぶらで医者を訪れるのは申し訳ない」と思う。events-orientedな面接を重ねると、治療のコースはしだいに波瀾に富むものeventfulになりかねない。むしろ、一週間なら一週間が穏やかに過ぎたことをともに喜ぶことであろう。

心理的・感覚的なことを問う

私は薬物の「のみ心地」からはじめて、眠り心地、めざめ心地、食物の味、季節感、便通などに及び、軽い身体診察を交える。内科医と異なり、心理的・感覚的なことを問うているのに注意していただきたい。ただし、患者が話したくてうずうずしている主題を持ち合わせているならば、順序は逆となる。

## （一三）一面接一話題

一回の面接では一つの主題

原則として一回の面接では一つの主題とするのがよい。患者が首尾一貫していないようにみえても、すこし耳を澄ませばメイン・テーマはみえてくる。そしてそれに波長を合わせつづけていれば、患者もまとまってくる。

神経症と違って面接時間は厳格に決められないが、大体、内容のある話は三十分くらいで出つくすものであり、あとはその反復であることが多い。

## （一四）面接の「角度」と間隔

向かい合う角度に配慮する

面接は、向かい合う角度によって雰囲気が異なる。九十度面接がいつの間にか同一方向を向く面接になっている、というのが私の場合しばしば起こることである（私の椅子と患者の椅子は同じ形で共に回転椅子である）。正面を向き合った面接は対決的になりやすい。患者の表情をずっと事細かに見る必要はないと思う。眼を外らしていても雰囲気的に感じることができるし、サリヴァンがそうしたように、私も助手なりナースにその点を補ってもらっている。

面接の間隔を修正する

また面接と面接の間隔も重要である。こちらがそのときまでおぼろげに予見できる期間、そして患者にたずねて、次はその頃でよいと答える期間にする。薬物に自信がなければ間隔を短くする。初期ほど短くなるのは自然で、たとえ週三回会ってもたとえば早くその人に合った処方を発見するほうがお互いに楽である。そして「この一週間は長く感じたか短く感じたか」と患者に問うて修正するとよい。

## (一五) 視線の〝被曝量〟

視線に配慮する

どうも視線の被曝量というべきものがあるようで、患者はその許容量がぐっと低いと考えてよいだろう。退院後に「誰からも見られない部屋」「誰も突然入ってこない部屋」が必要な理由の一半がそこにある。

## (一六) 患者の言語内容

妄想的な言語を使って対話しない

患者の〝異常体験〟について患者と語ることは難しい。有益かどうかも一般にはいえない。患者の妄想的な言語を使って対話することは、大体が表面的に手をつないで、深淵の上の氷の上を滑ってゆくようなものだ。患者はこの行為によって理解されたとは思わないようである。しかし、妙な具合に侵入されたとは思うようで、治療関係は長期的には荒れる。一見普通にみえる言葉も、しばしばそうでないことがわかる。それは、患者の直面している心理的現実に通用の言葉が準備されていないためもあるだろう。ある患者が「現実感覚」が戻ってきたといい、私はしばらく普通の意味として対応していたが、やがてそれはコンラート（ドイツの精神科医）のいうアポフェニー体験（すべてが異常に意味づけられる体験）であることがわかった。「頭痛」というものも、ごく短期間（三十分くらい）の微小再燃であった場合も一度ではなかった。

「しかし不思議だ」と事実を述べる

一方、教科書的な「異常」の記述を患者が読めば、その大概は、「自分は外からみればこう見え、自分の話すことはこう取られるのだな」という感じしか生まないであろう。「なるほど」という感じはなく、もちろん何の参考にもならないだろう。

患者に即していえば、その幻覚や妄想は、否定されることだけは断乎拒否するけれども、それは自らの心理的現実を否定されることだからであって、うわべだけの見えすいた賛成は決して求めていないようである。治療者からすれば

## 言語活動の病的でない部分に働きかける

「君がそう感じている」という心理的現実は認め（そうしないとコミュニケーションがそもそも成り立たず、物別れに終わって当り前である）、しかし「私は経験していない。世の中には私の知らないことがたくさんあるだろうが、しかし不思議だ」と事実を述べるのがもっとも妥当であろう。患者は「不思議でない」と反論はしない。少なくとも治療者の心理的現実を否定してかかる患者には出会ったことがない。「不思議ですが事実です」と答えることが多いだろう。これに対しては「生まれてからずっと？　それともいつかある時から」と聞いてよいだろうし、そこから話は不毛な押し問答を離れてふくらんでゆくことがありうる。

もっとも患者の言語活動の大部分が病的でないことは、「こんにちは」のあいさつから退院要求の理由づけまでを考えてもわかることで、量的にはこちらのほうがずっと多い。その部分で多くの対話を行なうことが重要であろう。たとえば修学旅行の話でも。妄想の圧力が強いときはむずかしいかもしれないが、それでも圧力を弱める機微があるだろう。

患者へのエンパシーが重要である

## （一七）情況への感情移入あるいは感情的了解は可能である

重要なことは、患者の置かれている状況へのエンパシーである。患者自身がよく使う表現に、「蟻地獄の中にはまったようで、もがけばもがくほど出られない」というものがあり、ことは、「ひょっとしたら」という前置きで「そんなふうでは？」と水をむけることができるだろう。たとえやことわざを患者が理解しないというのは伝説である。私はたとえを頻用するし、ことわざもしばしば使う。自分にとって切実でないことわざだけを患者は理解しないのだと私は思っている。それは、私自身がことわざテストに協力したことがあって、私が当時受け持っていた何十人かの患者のうち、過半数がその意味を把握し、さらに「切実だ」「自分にぴったりだ」という印をつけたのは次の四つであった。それは「ミイラ取りがミイラになる」「出る釘は打たれる」（妄想型の人）「溺れる者は藁をもつかむ」「雨降って地固まる」（寛解期の人）であって、これらはいかにもそうであろうという感じがこちらにも伝わってきた。さらに対立することわざを同時に使うことも次第に可能となる。たとえば退院や就職のとき『門を出れば七人の敵がいる』というのもほんとうだろうけど、『捨てる神あれば拾う神あり』『渡る世間に鬼はない』というのもあるよ」といって曲解されたことはなかった。

「患者に通じる言葉」を探す

## （一八）「患者に通じるふつうの言葉」のヴォキャブラリーをふやすこと

しかし、もっと一般感覚に近い「患者に通じる言葉」もある。たとえば「頭の中がさわがしい」（星野弘）、「頭がいそがしくなっているでしょう」（神田橋條治）「問題一つを解決しようとするといつの間にか三つに増えているのでは？」「何にむかってあせっているのかわからないけれど、あせりの塊のようになっているのでは」など。神田橋條治氏は、「精神を統一しようとして無理をして病気になったのだから、精神統一病ですね」というそうである（これは「統合失調症」を二十年以上前に先取りしている）。

## （一九）病気をどう説明するか

「健康なところもある」と伝える

いつも問題になるのは病気をどう話すかについてだが、患者が精神科の知識をもっていて「統合失調症ではないか」ときくときは、「統合失調症と世間でいわれているものに似たところもあるが、「健康なところもある」と話すのがよかろう。その上で神田橋方式もよいだろう。これらが患者の実感に一番触れるようである。「健康なところもある」というのは逃げ口上ではない。実際、患者の判断の多くは現実的である（退院要求の相手を間違える患者がいるだろうか）。

## （二〇）いわゆる病識について

病識の獲得を治療の目的としない

したがって、病識の獲得は、治療の目標とは非常になりにくいものである。それは、時満ちて生まれるものであり、それを容れる余裕が十分あるときにだけ精神健康に貢献する。

病識とは多分こういうものであろう。私の経験であるが、私は唱歌が極めつきの下手である。しかし、幼いとき、私はそのことを本当にはわかっていなかった。皆が笑い、教師が叱るという社会的圧力の下に私は「歌が下手である」ことを受け容れていたが、不承不承であり、どこか狐につままれたような感じがしていた。あるとき、突然、自分の音程の外れが〝聞こえて〟きた。音程というものがどこまでが生理的なものか、どこまでが社会的規約なのかは知らない。多分両方の部分があるだろう。私が突然わかったのも、生理的発達なのか、社会的規範が私の中に取り込まれたためなのか。多分両方だろう。あるいは音楽が重要な課目でなくなる学年に達して、もう社会的におとしめられなくなり、余裕をもって自分の歌を吟味できるようになっていたのかもしれない。いずれにせよ、この〝病識〟獲得を加速することは多分できなかっただろうと思う。また、自己認識はあまり嬉しいものでなかった。もっとも私は治らないし、患者の場合、離脱できるのだから、病識をもっても私よりは萎縮しないでほしい。

## （二一）解釈のリスクとタイミング

道徳的・社会通念によって裁断しない

患者の言動に対する感想や解釈も一部では安易に供給過剰なきらいがある。空を打った解釈ほど間の悪いものはない。感想や解釈は、合いの手としてはさむのはよいけれども、道徳的あるいは社会通念による裁断のないものであるほうがよい。一般に、洋の東西を問わず、「洞察に向けられた精神療法insight-oriented psychotherapy」から「エンパシーに向けられた精神療法empathy-oriented psychotherapy」への変化は近年著明であって、この変化の裏には苦い体験があるだろう。しかし、私は、後者を無条件にとるものではない。空を打たない解釈は、さまざまなレベルにおいて複数の事象が同一点を指しているときに生まれる。一般に、そういうもの――一点を指すいくつかのベクトル――が見えてくるときが、解釈を下す良いタイミングである。単一の言動に依拠して解釈することは一般にすすめられない。

## （一二）回復の方向性の標徴

「メッセージ性の相」の下にみられるようになること

回復の方向を、もっとも一般に表現すれば、それは患者の言動あるいは患者と治療者との相互作用が「症状性の相」の下にみられることから、しだいに「メッセージ性の相」の下にみられるようになることだと思う。これは、ふしぎに患者と治療者に同時的に生起することのようである。

## （一三）治療の目標を話す

治療目標の合意を得る

治療の目標は最初に告げられる必要がある。私によれば、まず、治るということは発病前の状態に戻ることではない。それはいつ病気になっても不思議ではない、いわば病気の種子を含んだ不安定な状態であっても不思議ではなく、治るということは、前よりも、たとえ見栄えはしなくとも、より安定した、余裕の大きい状態に出ることである。ある意味では治るとは、発病前よりもよくなることでなければならないだろう。そういう話をする。そういう余裕のあるところまで共同作業としての治療を行なう、という目標についての合意を得るように努める。一般にそれ以上は必要ではない。たとえ初診が荒れた面接であっても、話すだけは話しておく。患者は応答しなくとも、ちゃんと聞いているものである。

## （二四）言い尽くしえなかったもの

治療の最初の二十四時間がきわめて重要であること、とくに向精神薬の服薬は「自分が変えられる」という恐怖を伴うものであるために、十分な説明と、初回は作用が現れてくるまでそばにいるか、連絡のつく場所にいることを告げ、その方法を教える必要があること、非言語的アプローチの意義、急性期における患者のインディヴィデュアル・ディグニティー（個人的尊厳）を破壊せずにいかに維持するか（回復期におけるパーソナル・イニシアティヴと治癒後のその人の人柄の再建された形に関係する）、そして、治療中における治療者の精神衛生の維持などに触れて、それから回復の各段階における具体的な治療的アプローチに移りたかったが、一部は私自身の既刊の著作、論文にすでに述べたことであり、それを含む参考書にゆだねたい。

〔第一章　参考文献〕

※引用にあたっては、本文の流れに即して、一部中略、加筆、要約した。


（一）『看護のための精神医学　第2版』山口直彦共著、医学書院、二〇〇四年、六頁。
（二）『看護のための精神医学　第2版』前出、一九頁。
（三）「『精神科治療の手引』より」『中井久夫著作集1巻　分裂病』岩崎学術出版社、一九八四年（初出『精神科治療の手引』永岡書店、一九七六年）、二二頁。
（四）「『精神科治療の手引』より」『中井久夫著作集1巻　分裂病』前出、二三頁。
（五）「『精神科治療の手引』より」『中井久夫著作集1巻　分裂病』前出、二三頁。
（六）「『精神科治療の手引』より」『中井久夫著作集1巻　分裂病』前出、二四－二五頁。
（七）「『精神科治療の手引』より」『中井久夫著作集1巻　分裂病』前出、二三－二四頁。
（八）『看護のための精神医学　第2版』前出、一〇三－一〇四頁。
（九）「統合失調症者への精神療法的接近」『統合失調症1』みすず書房、二〇一〇年、一五八頁。
（一〇）「統合失調症者の発病課程とその転導」『統合失調症1』前出、七八頁。
（一一）「統合失調症者への精神療法的接近」『統合失調症1』前出、一四八頁。
（一二）「統合失調症者への精神療法的接近」『統合失調症1』前出、一五八頁。
（一三）「統合失調症者の発病課程とその転導」『統合失調症1』前出、七八頁。

（一四）『『精神科治療の手引』より』『中井久夫著作集1巻　分裂病』前出、二四頁。
（一五）『『精神科治療の手引』より』『中井久夫著作集1巻　分裂病』前出、二六―二七頁。
（一六）『看護のための精神医学　第2版』前出、一〇四頁。
（一七）『看護のための精神医学　第2版』前出、一〇四―一〇五頁。
（一八）『看護のための精神医学　第2版』前出、一三九頁。
（一九）『看護のための精神医学　第2版』前出、一三九頁。
（二〇）『『精神科治療の手引』より』『中井久夫著作集1巻　分裂病』前出、一六一頁。
（二一）『新版 精神科治療の覚書』日本評論社、一九八二年、一一四頁。
（二二）『『精神科治療の手引』より』『中井久夫著作集1巻　分裂病』前出、一六二頁。
（二三）『看護のための精神医学　第2版』前出、一〇五頁。
（二四）『看護のための精神医学　第2版』前出、一〇五頁。
（二五）『中井久夫著作集4巻　治療と治療関係』岩崎学術出版社、一九九一年、四頁。
（二六）『臨床瑣談 続』みすず書房、二〇〇九年、一六頁。
（二七）『最終講義 分裂的私見』みすず書房、一九九八年、五九―六〇頁。
（二八）『『精神科治療の手引』より』『中井久夫著作集1巻　分裂病』前出、二一六頁。
（二九）『新版 精神科治療の覚書』前出、二七五頁。
（三〇）『新版 精神科治療の覚書』前出、一二一頁。
（三一）『新版 精神科治療の覚書』前出、一二三頁。
（三二）『看護のための精神医学　第2版』前出、一一五頁。
（三三）『こんなとき私はどうしてきたか』前出、一九五頁。

# 第二章

## 統合失調症の経験／考える患者

この章では、患者自らが統合失調症の経験をまとめている。その目標としたところは、次の三点である。

一つめは、統合失調症の症状の背後にあるものについて理解を深めること。すなわち、統合失調症はなぜ起こるのか、その背景には患者のどんな思いがあるのか、何が回復の手だてとなるのかを明らかにすること。

二つめは、統合失調症の養生と回復に役立った出来事や人を描写することにより、患者、家族、医療・福祉スタッフそれぞれが自分の立ち位置を考える手段とすること。

三つめは、統合失調症が通過した先の希望を伝えること。

記述した二名はラグーナ出版で働く統合失調症の患者である。

# 幻の声と父の支えに導かれて

有川

プロフィル

一九七六年鹿児島県生まれ。中学生まで離島で育つ。高校二年の時に不眠症になり、精神科クリニックを受診。一九九七年、専門学校進学のため上京。卒業後、大学進学を目指して東京で浪人中、〝声〟が聴こえるようになる。〝声〟に導かれて放浪生活をはじめ、千葉の精神科病院に入院。退院後、鹿児島に帰り、映画館でのアルバイト中、夜の街で叫んでいるところを警察に保護され、三年間の再入院となる。退院後、通院先でラグーナ出版を知り、二〇一二年、ラグーナ出版編集部に入社。好きな言葉は〝Tomorrow is another day〟。

## 正義感と孤独

私は、鹿児島県の自然豊かな離島で生まれました。両親とも公務員で、私は厳しく育てられ、正義感の強い子どもに育ちました。

正義感は時に残酷です。小学校二年生のときクラスでいじめられている子を助けたら、自分がいじめの標的にされるようになりました。両親にいじめのことは言えませんでした。「学校に行きたくない」と布団に潜り込む私を、無理矢理父は車で学校に連れていく。母が私の前髪を切りすぎて反発したら、父から頬を叩かれ、「お母さんにそんな口をきくなら出ていきなさい！」と一喝。学校にも家にも居場所がない。兄は頭がよく溺愛され、私には正座、お説教、折檻、ヒステリー。私はいつも学校のトイレに隠れて泣いていました。小学校三年生のときに遺書を書きましたが、実行にはうつせず、学校のフェンスによりかかり、ぼんやりと町中を見渡していたことを覚えています。

クラスで一番の美少女に嫌われ、いじめは悪化していきました。笑い声がすべて自分を笑っているかのように聞こえ、登下校も誰にも会わないように遠回りしました。ストレスで過食を繰り返し、未熟児で生まれて細かった体がみるみるうちに太っていきました。ニキビもたくさんでき、唯一の友だった本を読み過ぎ、視力が落ちてメガネをかけるようになりました。田舎でしたので、生徒はほとんど入れ替わることなくそのまま地元の中学校へ進学、つらい時期が続きました。

## 漫画や本にのめり込む

中学校では美術部に入部、母から禁止されていた漫画を読むようになり、自分で漫画を描くようにもなりました。

唯一の友は文学でした。学校の図書室には誰もいなくて、一人の時間が過ごせます。私はどんどん本の世界に引き込まれ、世界文学全集を片っ端から読みました。好んで読んだのは、『罪と罰』『ジャン・クリストフ』『赤と黒』『女の一生』『椿姫』など主に翻訳物で、日本文学は授業以外一切読みませんでした。友達も少しはいましたが、友達よりも漫画や本の主人公との距離を近く感じている自分がいました。

中学校一年生になったとき、兄が鹿児島市にある県内トップの進学高校に合格し、家の中はますます兄中心の生活になっていきました。

中学校二年生のときには、兄を心配した母とともに、私も鹿児島市内に引っ越しました。島から鹿児島市への移住は、最初いじめから抜け出せるとわくわくしていましたが、2DKの古いボロアパートでの兄と母との三人暮しは、島の実家が広かっただけにきゅうくつさを感じました。電話も引かず、電話ボックスで父と連絡をとりました。都会には本がたくさんあり、私は貸本屋・古本屋を利用してますます漫画にのめり込んでいきました。はじめはお金持ちの女の子たちと仲良くしていましたが、自分の住んでいるアパートがみじめで疎遠となり、同じ貧乏な境遇にいる子たちと遊ぶようになりました。

中学校三年生のとき、兄は同級生の親が経営するアパートで世話になることになり、母と私はいったん島に戻りました。父と母と私の三人で過ごす食卓は、相変わらず緊張感の絶えないものでした。私は高校受験を控え勉強が手につかない状態でしたが、なんとか鹿児島市内の高校に合格しました。このとき同時に兄も京都の有名大学に合格しました。私が合格した日、新聞の夕刊で私の合格発表を見た叔父が電話をかけてきて、「なぜ、あんなバカな学校を選んだんだ」と罵倒し、私は泣き崩れました。泣いている私を見た父は、叔父に電話をして「どうしてうちの娘を泣かすのだ」と言い、私を守ってくれました。公務員で頑固な父でしたが、この時はとてもうれしかったのを覚えています。

## 母との葛藤

高校入学後、私は鹿児島市内で一人暮らしをはじめました。中学まで学校になじめなかった私が、高校ではクラスの人気者になり、「ありちゃん」という愛称で呼ばれ親しまれました。初恋を経験し、美術では県美展に入選、成績も上がり続けトップクラスに入り、生徒会の副会長にも選ばれました。

そんな順調なときに事件が起きました。深夜、ドアベルを五分おきに押されたのです。じっとドアを見続ける日々が続き、悪夢を見るようになり眠れなくなりました。そこで初めて精神科クリニックを受診し、大量に睡眠薬を渡されました。飲んでいる間は眠れましたが、本で「睡眠薬は依存的になる」という薬の副作用を読み、断薬したらまた眠れなくなりました。

ある日の早朝、警察から私に「お母さんを保護しましたから、警察署に来てください」と電話がありました。母は島から出て、鹿児島市から離れた駅で見つかったのです。私はそこに行き、母に理由を聞くと、「彼を待っている」と答え、私は不思議に思いました。この後、母は私のアパートから精神科クリニックに通うことになりました。この時の母の発症がきっかけで、私は精神的な病気を知りました。母は理由なく皿を投げたり、布団を破いて綿を飛ばしたり、父に対する愚痴を私に止めどもなく話し、まさに地獄のような日々でした。

ある晩、目を覚ますと、母が正座をしてぶつぶつ呟いていました。私が「どうしたの」と声をかけると、「(亡くなった)お母さんと話しているの。黙っていなさい」と注意されました。このとき、「母は本当におかしい」と思いました。私もどうしたらいいか分からず途方に暮れ、だんだん学校へも行かなくなり、出席日数ギリギリでなんとか卒業できました。

卒業後、鹿児島市内でアルバイトをしているときに、母は統合失調症の診断で精神科病院に入院。私は父と山奥の精神科病院に見舞いに行き、その光景に驚かされました。鉄格子があり、あらゆる場所に鍵が掛かっていて、移動のたびに鍵がガチャンと閉まる音。畳部屋には患者が雑魚寝していて、みな虚ろな表情を浮かべていて、とても切ない光景でした。

その後、私は一大決心して、母から逃れるようにアニメーションの専門学校進学のために上京しました。その数カ月後、突然父から「母、危篤」の電話。東京から鹿児島へ向かう飛行機の中で、母の死を願っている自分に気づき、私は深い罪悪感を覚えました。病院に着くと、面会謝絶の張り紙があり、ドアを開けると家族と親戚とベッドに横たわる母の姿がありました。母は、くも膜下出血で、体中に管を通されていて、手を握ると、かすかに握り返しました。

三日後、主治医に呼ばれ「覚悟しておいてください」と告げられました。ぼんやりと病室に戻ると、ナースステーションからの笑い声が耳に障りました。母の手を握りましたが、もう握り返さない。突然大きな機械音がして、医師が駆けつけ、モニターのギザギザが一本の線になりました。「ご臨終です」と告げる医師の声。母の髑髏《どくろ》のような顔。骨と皮だけの足。私は大声で泣きわめき、意識を失いました。気がつくと水のいらないシャンプーで従姉が私の髪を洗っていました。

東京に戻り、郵便ポストを覗くと、亡くなった母からの手紙が届いていました。驚きながらその手紙を読むと、「お兄ちゃんと比較してごめんなさい。私はこれから前向きに生きていきたい」と書かれていました。私は母に深い罪悪感を覚え、この日から「ごめんなさい」を繰り返しました。

教師だった母は教育に絶大な自信を持っていて、幼少のころから成績の良い兄を溺愛し、私にはいつも厳しく接してきました。私は「母の愛」に飢え、ずっと「いい子」を演じ続けてきました。この母との葛藤と、両親に気に入られるために「いい子」を演じ疲れ果てたことが私自身の病気につながったのではないかと思っています。

## 〝声〟が聴こえる

私は精神のバランスを失い、深夜、東京の街をさまよい続けました。母の死に顔が脳裏に焼き付いて離れず、絶え間ない罪の意識にさいなまれました。これではいけないと一念発起し、大学進学を決意し、自宅浪人を始めたところ、〝声〟が聴こえるようになりました。声は「お前を愛している、待っているからここへ来てくれ」と場所を告げ、私はその〝声〟に導かれるように街をさまよいました。しかしいつまで経ってもどれだけ待っても誰もやってきません。誰とも連絡を取らなくなった私を兄が心配して京都から駆けつけ、京都の大学病院に連れていかれました。催眠術を使った診察で、たいした説明もなく薬を渡されました。薬を飲まずに〝声〟と会話する私に兄が激怒し、私は兄の元から逃げ出して、新幹線で東京に戻りました。

東京に着くと、突然目の前が真っ赤に染まり原爆が落ちたかのように人々が溶け、うめき苦しむ姿が見えました。新宿駅のルミネで十字架を買い、神に祈り続けました。「〝声〟は悪魔に違いない」。黒い服は捨て、真っ白い服を買いそろえ、神保町で水晶玉を買い、祈り続けました。三月の寒い冬の晩、自宅のアパートから千葉のおばさんの家に向かって駆け出し、何度も東京湾に落ちそうになりました。交番に飛び込み、警官に実家の電話番号を聞かれると、四人の警官に無理矢理パトカーに押し込まれ、留置所に入れられました。千葉のおばさんがやってきて、留置所から出され、車で精神科病院に連れていかれました。記憶はここまでで、入院中の十日間は空白です。このとき電気ショック治療を受けたことを後から聞きました。かすかに覚えているのは、私の服を欲しがった少女、チョコレート、父の姿です。

## 三回の入院生活

父と鹿児島に帰省し、鹿児島市内の精神科病院に入院し三カ月で退院しました。父が鹿児島市に新築のマンションを買い、父の援助のもと、病気のことは隠して書店でアルバイトをはじめました。といっても、医師から病名の告知を受けておらず、自分の病気がどんな病気なのか当時はまだ知りませんでした。医師には、薬の必要性やこれからどうなるのかを一般論でいいから語ってほしかったです。わけの分からないまま薬を渡されました。そんな薬を飲めるわけがありません。薬をやめ、病院にも行かなくなったある日、東京生活でよく聴いていたCDを久しぶりにかけると記憶が戻って混乱状態になり再入院しました。

三カ月で退院し映画館でアルバイトをはじめましたが、人間関係が上手くいかず自殺未遂をしました。その後、夜の街で叫んでいるところを警察に保護され、三回目の入院となります。気がついたら、留置場よりひどい隔離室でした。留置所は柵のような入れ物で、隔離室はその名の通り本当に隔離された空間でした。内部は外と一切遮断され、鉄製の大きな扉を何度蹴り続けたでしょうか。ろくな食事も与えられず歯磨きすらさせてもらえません。床に畳が一枚敷かれ、毛布は一枚、寒さで体が震えました。苦痛でたまらず悔し涙を流しました。医師の診察はなく、看護師は無言で食事を持ってきました。嫌味を言う看護師もいました。話し相手もなく一人きりで、時間の感覚がまったくなくなり、〝声〟と闘いました。

放心状態のまま閉鎖病棟に出され、大声で叫び、素っ裸で廊下を駆け抜けました。ひどい便秘に悩まされ、強い下剤を飲み、よく漏らしました。着けさせられているおむつに何の疑問も抱かず、何度も自殺を試みましたが、未遂で終わりました。自分がギリシャ神話に出てくるアルテミスだと思い、ゼウスやポセイドン、アポロンやオリオンの〝声〟を聴きました。他にも〝声〟は、前世、クレオパトラ、ジャンヌ・ダルク、シャルロット・コルディー、ジョルジュ・サンド、イングリット・バークマンを名乗り、私に入り込んできました。

そして、生物から無生物まであらゆるモノと会話をしていたとき、〈ワタナベ〉と出会いました。〈ワタナベ〉は男性で、姿は見えませんが〝声〟は聴こえます。ベッドでノートに落書きをする私に話しかけてきて、「自分は〝霊〟だ」と言いました。その〝声〟と対話しながら、少しずつ非現実から現実に戻るようになりました。「幻聴」は医療では悪い症状にとられがちですが、良い面もあります。私が落ち込んでいると「大丈夫」と声をかけてくれ、食べ過ぎると「太るぞ」と注意してくれ、頭が騒がしい状態になると「オレが追い払うから待ってろ」と私を守ってくれます。〝声〟は私を助けてもくれたのです。

## 父との生活

三年後に退院し、島に帰り、そこで四年間静養しました。〈ワタナベ〉はいましたが、主治医にもそのことは話しませんでした。初めは寝たきりの生活でしたが、父は何も言わず私の世話をしてくれました。父の性格や優しさに触れ、父のことを誤解していた自分に気づきました。薬は飲んでいても、相変わらず幻聴や妄想に悩まされましたが、父の慌てない態度に心が落ち着きました。父の提案でウオーキングを始め、体力を少しずつ取り戻しながら、小説家か漫画家になりたいと野望を抱くようになり、いくつかの出版社の新人賞に応募しましたが、落選が続きました。相談した兄にもその道を否定されました。

ある通院日、病院でラグーナ出版の『シナプスの笑い』の投稿募集のポスターを見て連絡を取りました。父と一緒に会社訪問し、入社は断られましたが社長から、「あなたの体験を言葉にしてみませんか」と言われ、母との葛藤を描いた『終着駅』を執筆しはじめました。その時、幻聴妄想が非常に活発な竜人（ラグーナ社員／仮名）がいて、私が「ジャンヌ・ダルクやギリシャの神々になった」と話すと、彼も同様の経験をしており、時間を忘れて語り合ったことを覚えています。社長の提案で父との交換日記を始め、『シナプスの笑い』に連載しました。今もその日記は大事にとってあり、思い悩んだとき開くことにしています。

二〇一一年、月に二週間程度ラグーナ出版の自立訓練に参加しました。島から離れ、一人暮らしの練習を兼ねて、鹿児島市のマンションから通所しました。父とは、「この暮らしが二年続いたら鹿児島市に移る」と約束しましたが、翌年、ラグーナ出版への就職が決まり、鹿児島市に移りました。

## 現在の私と家族への思い

仕事をはじめて三年目の夏、勤務時間が週九時間から二十一時間に増え、もう再発はないだろうと思いはじめたころ、再発しました。原因は勉強のしすぎに加えて、エアコンが壊れ、暑さで眠れず睡眠二時間くらいで二週間過ごしたことと、無理なダイエットが重なったことだと思います。島からやってきた父は、私を再入院させることなく島に連れて帰りました。三カ月間は〝声〟との闘いでした。父は、薬を飲みたがらない私のそばにいて、飲み終わるまで根気強く薬を飲ませてくれました。私も大変でしたが父も大変だったと思います。

ふと我にかえったとき、〝声〟は消えていました。それとともに〈ワタナベ〉も消えていました。受け止めるまで長い時間がかかりました。自分は不思議な力を持っていたわけではなく、すべてが〝幻〟だったと。自分のこだわっていた歴史上の人物たちも、ただ病気を助長するきっかけにすぎなかったと。〈ワタナベ〉は孤独な私が作り上げた妄想だったと。絶望しました。そして死を考えました。自分の人生が意味のないものに思えて、もう終わりにしたいと思いました。しかし、母の葬式のときの父の姿を思いだしました。父に二度と同じ思いをさせてはいけない。生きなければ。何があっても生きなければ。

父は私を連れて会社に行き、社長に頭を下げてくれました。私はそこで「会社は短時間でも定年まで勤めたい」と決意しました。復職が決まり、私は新たなスタート地点に立つことができました。残りの時間は、仕事と秘かに思っている夢のためにあてることにしました。父は応援してくれます。先日、実家に置いてあった日本文学全集五十八冊送られてきました。分厚いので読み終わるのに一年はかかりそうです。とにかく今は自分に「あせるな」と言い聞かせます。そして呟きます、「ワタナベ、支えてくれてありがとう」と。

私は今、『フランケンシュタイン』に出てくるR・ウォルトンのように熱い思いを語り合える友を求めています。会社が休みの日は、一人でずっと部屋にいるのが耐えられず喫茶店をはしごします。猫を飼いたいですが、完全に自立するまで駄目だと父に言われています。父は七十六歳で健康ですが、父が亡くなるまでに自立して安心させることが私の願いです。「病気」を理由に逃げてばかりはいられません。

自分が今まで生き抜いたのが不思議です。孤独を感じない日も、「死にたい」と思わない日もないですが、せっかくここまで生きてきたのだから、まだ死ぬわけにはいきません。ただ、「母が生きていてくれたら」といつも思います。

『シナプスの笑い』に掲載された三部作、『終着駅』『桜の木の下で』『白百合の君へ』は、最終的に私の求めていた母との和解を綴ったものとなりました。私の住むマンションの玄関に母の写真が飾られています。聖母のような微笑みを浮かべファインダーをのぞいています。幼いころ母が言っていました。「天使のような娘を育てたいの」。母の厳しさはそれゆえだったのでしょう。私は天使になれるでしょうか。母の望んだ娘になれるでしょうか。

いろいろあったけど命をくれてありがとう、お母さん。根気強く私を見守ってくれてありがとう、お父さん。年に一度しか会えないけれど、その頭脳を誇りに思っているよ、お兄ちゃん。夢でいいから四人で囲んだクリスマスケーキ、また食べたいな。

毎日コツコツと勉強を続けながら、NHKの教養番組を見て理想の自分を模索します。人生あと四十年、幼いころ抱いていた正義感が私を突き動かします。このままじゃいけない、変わろう。新しい自分に出会おう。

父との一日二回の電話を支えに、未来を切り開いていこうと考えています。

## 発症前とは違った新しい自分に生まれ変わる

統合失調症は、症状の起きない人によって「病気」と名付けられます。得たことは「非日常的な体験」であり、失ったものは「時間」だと感じます。

「統合失調症」と診断されたみなさんへ。発症以前の自分には決して戻れないと覚悟することが必要です。発症前とは違った新しい自分に生まれ変わるのです。薬を自己判断で決してやめてはいけません。どんな突発的出来事が起こっても自分を見失わないことが大切です。私は、物事を悲観的ではなく楽観的に考えるように努めています。統合失調症を経験したからといって卑下することもないし、尊大な態度に出る必要もありません。私は毎日ご飯が食べられることに感謝し、当たり前の日常を送ることを大切にしています。

統合失調症は終わりでなく始まりです。闘いはつらく厳しいですが、どんな名医にもあなたの心は理解してはもらえません。それを医師のせいにしてはいけません。家族のせいにしてもいけません。社会のせいにしてもいけません。自分に起こることは自分で引き受けて、たまには誰かに頼って。どんなに苦しくても「生きる」ことを放棄しないでください。あなたの知らないところで誰かが見守ってくれています。それは一番身近にいる「家族」かもしれません。生きましょう、明日に希望を託して。

# 知への渇望と妄想の境界線

エピンビ

プロフィル

一九六六年鹿児島市生まれ。一九八五年広島大学理学部に進学、一九九一年大学院修了。研究所に入社後、新入社員研修中に発症し、奈良の精神科病院に入院。鹿児島に戻り約一年後に再発し再入院。診断名が心因反応から非定型精神病に変更になる。現診断名は統合失調症。三年の自宅療養の後、宿泊業、博物館のデータ入力の仕事を経て、二〇一三年ラグーナ出版に入社。〝緩やかな気分の上昇と下降〟と〝底なしの自己探求〟で調子を崩すときを除き、症状は安定している。好きな言葉は、〝人の行く裏に道あり花の山〟。

## 〝空想癖〟と〝熱中癖〟

私は、物心ついたころから、好きなもののイメージで頭をいっぱいにして空想を膨らます子どもでした。最初に汽車の趣味があり、蛇、地図、化石、星座、古切手、植物など、興味の対象が移り変わりながら、一人で図鑑を読むのが好きでした。初めて図鑑で蘭を見たとき、この花は他と違っているなと思い興味がわきました。ひまわりなど大体の花は、真ん中を中心にして放射状に花びらがつくのですが、蘭は人の顔のように軸を中心にして左右対称になっているのです。

小学校のとき鹿児島で「えびね蘭ブーム」があり、木市の蘭屋さんに入りびたり、春蘭やえびね蘭に魅入られました。蘭は恩師との出会いを作ってくれました。先生は明治生まれで、姉の短大の英文学ゼミの教官でした。私もそのゼミのハイキングに連れていってもらい、道すがら、植物の名前を教わりました。先生の家には北アルプスの白馬岳登山のときの写真や、高山植物の写真集がありました。寒蘭の世界も教えてもらいました。先生を通して、学校の勉強以外に〝文化〟というい い香りのする世界があることを何となく知りました。先生は、世の中にあまりいない文人の雰囲気を漂わせる人でした。

自分の好きなものを空想していると、クラスのなかで浮き、運動音痴も重なっていじめを受け、人間関係を難しく感じました。この〝空想癖〟と〝熱中癖〟が始まったころから、人生のボタンの掛け違いがはじまったように思います。私には、いいかげんさときまじめさが混じったような、性格上の何かが矛盾しているような一面があるのです。

しかしその反面、この癖は、私に確固たる方向性を示してくれました。中学生のころまでにはすでに私は蘭の研究を志し、植物学が学べる広島大学を目指しました。しかし学力が足りません。そこで親に家庭教師を二人つけてもらい、苦手科目を克服し、大学に合格できました。

また、現在も続いているこれらの癖は、「妄想」の燃料となりました。のちに、妄想がきっかけとなって「世界の成り立ちや根源を知りたい」という渇望を覚え、図書館に籠《こ》もった時期もあります。その結果、「妄想」から「卒業」できず、むしろ妄想の世界の側へ行く峠の麓《ふもと》あたりに留まるようになり、そういう状態で育まれた言葉で心の生活を営んでいるように思います。

## 自己変革

いじめに遭っていた私は、大学進学を機に一念発起しました。内向的性格から外向的性格への自己変革です。カラオケや隠し芸でみんなを笑わせ、生物系サークルで豊かな人間関係を築くことができました。自己変革にもっとも効果があったのは、登山と旅でした。

一九八七年には世界蘭会議広島大会があり、非公式にバッジをもらい会議の聴講員に混ぜてもらいました。一年生の夏休みに南アルプス北岳登山、二年生の夏休みに北海道、大雪山縦走、春休みに台湾、蘭嶼《ランユイ》島、三年生の夏休みに上海まで船で渡り、シルクロードからカラコルム山脈を越えてパキスタンに抜け、ラホール博物館で釈迦苦行像を見るアジア周遊の個人旅行。恩師は山好きだったので、旅の様子を伝えると、「先生は地図の上であなたが旅したルートを追っていたよ」と母から聞きました。旅先の、身近では会えない人たちの刺激を受け、これまでの自分を超えた感覚を覚えました。そして大学四年生では念願通り、蘭の研究がスタートしたのです。

しかし、大学時代の終わりごろから心理的に苦境に陥りました。研究としての蘭とのかかわりはうまく進まず、ミスも多くて、講師の先生とも折り合いが悪くなりました。自分のことを精神医学でいう「境界例」だと思い込み、研究そっちのけで心理学の啓蒙書を読みあさる日々でした。学内の掲示板でエンカウンター・グループの張り紙が目にとまって、いまだに記憶の断片として残っています。ただ、そのころは自分の弱さを自分で認めることができず、そういったたぐいのところには参加しませんでした。

大学院では、試験管の中で培養した植物の細胞の塊を、液体窒素の中で凍結、解凍して命を再増殖させる研究を行いました。「生きて動いている生命を凍結させること」が生命の根源に関わっているように思えてきて、そこから空想はだんだんと膨らんでいきました。

大学院卒業時の修士論文の課題は「蘭の凍結保存」でした。この後に続いた研究は、名古屋国際蘭会議学術賞、アジア太平洋ラン会議学術奨励賞という形で後年結実しました。当時私はこの研究のトップバッターで、蘭の凍結保存の成功例は世界でもなかったため、魅力と野心と、そして同時に難しさを感じていました。研究そのものの難しさに加え、くる日もくる日も生存率ゼロパーセントというネガティブデータの集積。干し草の山の中から針を探すような実験内容でした。結局、私のやったことは、繭でも凍結保存は可能であるという事実を示しただけでしたが、ゼロを一にしたくらいの意味はあったと思います。

## 〝不思議な世界〟の体験

修士論文を提出したとき、教授は私の論文を見て、「エピンビ君の文章は分からん」と言いました。その教授に呼ばれて「就職したいかい?」とひとこと聞かれ、「はい」というと、電話一本で就職が決まりました。製造業を主とする中堅企業の中央研究所でした。バブル期のバイオテクノロジー華やかなりしころの話です。

大学を卒業するちょっと前から、〝不思議な世界〟に少しずつ入っていったように思います。たとえば、下宿の中でこんなことに気付きました。世の中のすべての物事の背後には宇宙がある。今いる下宿の中でさえそうだ。テレビにはテレビの宇宙がある。テレビを作っている会社があり、会社には歴史があり、会社を支えている人がいる。テレビの部品のブラウン管でもそうだ。ブラウン管のガラスでさえ、それで食っている人もいるし専門分野もある。水、空気なんでもかんでも、背後には宇宙が存在する。私は世界の神秘に触れたような気がしました。

そんななか、入社後すぐに新入社員研修がはじまりました。モーレツな特訓というよりも、能力開発セミナーという感じの研修で、高揚した気分になりました。しかし、心のどこかでは少しおかしいなとも感じており、研修に向かうバスの中で産業カウンセラーに見てもらいたいとふと思いました。コミュニケーションは可能な状態でしたが、すでに周囲は非日常化していました。見るものすべて鮮やかで、一つ聞けば十わかるという感覚で「天才になった」と思い込んでいたのです。原始人の知恵を知るために、ヨガのような体操をバスの中でしました。精神病というキーワードはこの時点では思いも浮かびませんでした。

研修の半ばあたりから挙動不審な状態になっていました。新入社員研修から帰った私は、夜通し研修のまねごとをしていました。眠る時間がもったいなかったのです。自分の創造性を開発するつもりでやっていたのですが、それを超えて本格的に不思議な世界に行ってしまいました。

その世界では驚くべきことが起こりました。たとえば身体の感覚です。目をつぶっていると体が上昇していき、それとともに「人間の位」も上がっていく感覚に包まれました。傲慢になるのは嫌だったので、「普通の人、普通の人、普通の人……」と心の中で唱えると、身体が少しずつ下降し、本来の位置に戻ってきました。すると今度は、体が透明になって空気に溶けていき、人間的な部分として呼吸をしている唇だけが残っていました。唇の裏は葉緑体をもち、私は「植物人間」になりました。後から考えると、卒論、修論で疲弊した挙げ句にこういう形で願望が満たされたのかもしれませんが、私には強烈な体験でした。

翌日、私の不穏に気づいた会社の人が様子を見にやってきましたが、私は興奮しており、その場から逃げ出してしまいました。そして私は、奈良にある古墳群からそんなに遠くない、昔風の街を一人さまよい歩きました。その時、突然「卒業」という言葉が思い浮かびました。この言葉がイメージのなかでつながっていきます。「卒業」とは大人になること。子どもには隠されていた「大人という秘密結社」が日本中に広がってつながっている。行商のハサミ研きのおじさんが鹿児島の母の店にふと立ち寄ってサインを送り、母に私の「卒業」が知らされるというイメージが空間を超えてつながっていきました。

イメージがつながっていくと「偶然」は「必然」へと変わっていきます。そのときポンポンポンと上がった花火も、飛行機雲も「偶然」ではなく私の卒業を祝う合図だと思いました。前方に三台のタクシーが停まりました。三つのドアが同時に開き、黄色いウインカーの点滅の光と音と、自分の内側のリズムの重なりをイメージのなかで体感しました。

景色に目を向けると、ぽかぽかした日差し。桜の花がふぶき、細い道をゆっくりと道なりに歩いていくと小さなお宮に着きました。石灯籠にヒタチの文字があり、「この世界をつくったのはヒタチのカミだ」と疑うことなく思いました。私は杜の横の縁側に座り、「ついに世界を解いた」と思いました。しかし何も起きません。私は席を立ちそこから離れると、私が動いたことで「世界の秩序は崩れてしまった」と確信しました。この確信を裏付けるように、その後出来事が起こっていきました。

宮司がやってきました。先に私に世界を解かれてしまったので、宮司は私をねたみ、「私を殺そうと思っている」と思いました。私は怖くてたまらず、「弟子にしてください」と言うと、宮司は怒り、箒で私をばちばち叩きました。警察がやってきて、「助かった」とほっとしました。私は交番へ連れていかれ、ジャージのポケットから所持品を取り出され、警官が会社に電話しました。私は交番の窓から外を眺めました。世界の秘密を知ったために「世の中」に殺されると思いました。「世の中」の攻撃の前には交番も無力だと思いました。隕石が降ってきて、交番ごと吹っ飛ばされるかもしれない。私は怖くてたまらなかったのです。会社の部長さんたちがやってきて、部長さんたち三人と車に乗りました……。

## 断片的な記憶のなかで

ここからの記憶は夢か現実か区別がつきません。ただおかしくなった世界をなんとかしようと思って行動していたことは、はっきり覚えています。会社の寮に着きました。食事が出されました。お膳でした。手がだらりとなり、手に持った箸がこっくりさんのように勝手に動きはじめ、箸が茶碗をなぞるのを見て、私は暗示にかかっていきました。近くにいる社員が、私の行動を帳簿に記録し、それを見ている別の社員が帳簿に記録しました。あとはリレーのように私の神託が「いずこへ」か伝えられていくと思いました。

時間の感覚もおかしくなり、記憶は断片的にしか残っていません。いつの間にか夜になっていました。私は突然、世界を思い通り動かす操縦桿を渡され途方に暮れました。私が考えたことは何でも実現してしまう、「世界の破滅」と思ったら世界が破滅してしまうと思いました。そこで私は、自分が考えたことと反対のことが起こると考えましたが、やはり悪いことが起こってしまいそうな予感が頭から離れません。とっさに「そうだ、私の考えることはブラックジョークだ」と考えました。そのとき、おそらく会社の人が両側を羽交い絞めにして、夜の街を歩いていたようにも思います。私は振りほどき、ブラックジョークを演じるために踊りはじめました。そして、世界を意味する透き通ったガラス毬が私の手を離れて目の前に転げ落ち、粉々に砕けるイメージとも現実とも見分けのつかない感触を覚えました。真っ暗な中、私は絶望して悲鳴をあげると、「あなたは一人じゃない。わたしもいる。これから二人で、また世界を造ろう」という〝声〟が降りてきました。〝声〟が聴こえたのはこのときの一回だけでしたが、この声によって心ひそかに「私は特別な人間だ」と思うようになりました。その思いが、不思議な世界にあこがれを抱き続けた最大の理由です。

その夜眠れず異常体験下で過ごし、翌日の朝、部屋に心配そうな顔をした寮母さんや部長が様子を見に来ました。ここで部長たちに車に乗せられたと思います。どこに連れられていくか考えませんでした。

私は恐怖そのものになっていました。医師はえんま様に、看護師は悪魔に見えて、私の生前の行いを記録していています。気づいてみればベッドの上に寝かされていました。なぜだか分からないのですが、父と姉がいました。「父も姉も死んだのだ、ここは死後の世界だ」と思いました。矛盾するようですが、窓に鉄格子があるのが分かり、ここが精神科病院ということも悟りました。涙が出て来ました。

## 環境に恵まれていた急性期

観察室から閉鎖病棟に出ると、広間には大きな「桜の樹」の絵があって、心が慰められました。こういう時は人間よりもむしろ、絵の方が患者とつながることができるかもしれません。

記憶は断片的にしか残っていません。ヨーガの行者のように病院のベッドに座り、手のひらの付け根を向かい合わせにくっつけて、ハエトリソウになったという思い込み。次の人生ではサボテンに生まれ変わり、頭の毛がサボテンの毛になって、アンテナから電波で世界中と交信をするというイメージ。青い海王星が眼前に広がり、次の人生では自分が海王星になるという予感。病院の建物が世界全体を覆い、廊下の脇の赤と白のパイプがそれぞれ赤血球と白血球で血液を供給し、パソコンでエイズウイルスを撲滅するワクチンプログラムを白い服の人々が作っている……。思ったことが「事実」になっていくと思いました。

閉鎖病棟で日にちが経過するうちに、不思議な現象が減ってきて落ち着いてきました。十日くらいたった後、父と姉が鹿児島から迎えにきました。父は、私が閉鎖病棟に居続けることで治らなくなってしまうのではないかと心配して、私を退院させました。その後、大阪の姉の家で十日間くらい過ごし、鹿児島に帰りました。後で父から知らされましたが、このとき、大学院時代には折り合いの悪かった講師の先生が、心配して広島から奈良の病院までわざわざ車で駆けつけてくださったそうです。私の容態が悪く面会はできずそのまま帰られたそうですが、そこまでしてくださったのだと感謝の気持ちを今は持てるようになりました。

大量の薬を飲む生活が続きました。症状なのか薬の副作用なのか分かりませんが、よだれが止まらず、ものが噛めなくなりました。母はそれを見て、カボチャやキュウリのスープ、うどんを作ってくれて、私はそれを丸のみして生きる支えにしていました。父の存在も大きかったです。こんなかたちでの帰郷は、父にとってショックだったと思いますが、「鹿児島に戻ってきてくれたから、いっぱい話すことができてうれしい。戻ってこなかったらこんなに話し合う機会はなかっただろう」と言ってくれました。今は死んでしまってもういないのですが、父のこの言葉は私の心の支えになっています。このあたりで不思議な世界はほぼ消えました。

幼なじみが家を訪ねてきてくれました。コミュニケーションの仕方を忘れてしまってうまく話せない状態でしたが、そんな私に幼なじみは優しかった。そのとき彼は話しませんでしたが、実は彼も私より一足早く精神病になり、帰郷したと後で知りました。私は両親、きょうだい、友人のおかげで良い環境で静養できたと思います。

## 人生のレールが途切れる

足の親指の不随意運動が治まってくると、会社に戻りたい気持ちが沸き上がってきました。結局戻れなかったのですが、このときは戻れると信じ、あせりが募りました。「会社に戻りたいです」と主治医に相談すると、「まだ本当には病気は治っていません。今、会社に戻ってはいけません」という返事が返ってきました。

一カ所にじっとできなくて図書館に行きましたが、集中できなくて本の内容がまったく頭に入ってきませんでした。散歩すること、寝ること、食べることが楽しみでした。食っちゃ寝の生活でみるみるうちに太っていきました。

半年が経過し、少し本が読める状態になると、自分のことを知るべく心理学の本を読みはじめました。その読書が病気を作った面もあると思いますが、「心理士も生涯体験することのない心理学の最深部を身をもって経験したのだ」と発想を転換しました。中学の時から心理学ファンでした。ロジャーズのカウンセリングの本を読み始めたきっかけは失恋でした。一方、発病まではユングのユの字も知りませんでした。しかし、偏見を含んだ言葉を聞くことが怖く、心の傷はまったく癒えていませんでした。何よりどう生きたらいいか分かりませんでした。本屋にいけば本というものはたくさんあるというのに、その当時、精神病になった人がその後どう生きたらいいのか指針になるような本は何一つなかったように思います。突然人生のレールが途切れてノーヒントでその先を探索しなければならないはめになったのです。

一年ほど会社から給料が出た後、形式的に希望退職ということになりました。どうして戻れないのか不服でしたが、会社の言う通りにしました。会社員の父は大人の事情を飲み込んで事を荒立てませんでした。何もする気が起きませんでしたが、母の勧めもあって、カルチャーセンターの講座から活動を再開しました。定年後の方々と席を並べていると退職後の人生みたいだと思いました。

## 再発と恩師

だんだん状態は良くなってきて、話し方教室とヨガ教室に通いはじめました。これからよくなるぞと思っていたら、気分が高揚して再発。初春の頃だと思います。入院期間は四カ月で、非定型精神病という聞き慣れない病名に変わりました。主治医に「どんな病気なのですか?」と尋ねると「あなたのような状態になる病気です」と言われました。

そんな折に恩師と再会し、ときどき家を訪ねるようになりました。先生はおそらく八十代も後半であったと思います。先生に病気のことは言い出せず、向こうも込み入ったことを質問されませんでした。治療をアリバイにして好きなことばかりをしていた私に言いたいことはあったと思いますが、説教がましいことは何もおっしゃらず、淡々とご自身のライフ・ヒストリーを話されました。

神戸に生まれ、その街をローラースケートで走った話。設計士の墨をする仕事をしながら、設計士たちからいろいろ勉強を教えてもらい、英語の先生になったこと。戦後すぐのころ、占領軍と日本人の間の通訳をしたことなどを話してくれました。そして、「人形芝居のような人生はないよ」とそっと言いました。

ある日、その先生から弱々しい字で手紙が来ました。私は、先生の死期が近いと感じて、「これではいけない、仕事をしよう」と思い、大急ぎで仕事を決めて報告に行きました。先生は身体も動かず話もできなくなっていましたが、私が「就職しました」と言うと、先生は黙ってコクリとうなずいてくれました。それからしばらくして先生は亡くなりました。先生とのこの静かながら深いやりとりは、私の心に響き、また外に向けて一歩踏み出すきっかけになったのだと思います。

## 神秘的体験と病的体験

ユースホステルのヘルパー、博物館のデータベース入力などの仕事を経て、ラグーナ出版に就職しました。そして『最終講義』のころから憧れていた中井先生と関わる仕事ができる運びとなりました。夢にさえ思い描けなかったことで、その巡り合わせに不思議さを感じています。

今振り返れば、私が比較的順調な経過をたどれた要因の一つは、発病までに積み上げた心の財産だと思います。職業選択のためというよりは純粋に植物学が学びたかったから、大学を決めました。

病気による破綻によって、キャリアを失ったことは悲しかったけど、好きで学んだことは無駄にはならないと思いました。発病という分岐点で別れていった大学の友達と自分の境遇を比べたり、順調にいった場合の人生のレール上に自分を戻そうとする悪あがきはやらないことにしました。

統合失調症を患者から見ると、生理的に「世界の中心点」が与えられるという側面もあります。中心があれば、そしてそれが観念上のものでなく、実感を伴っていれば、雑多なさまざまな知識は中心を通してつなげられたり、つなげられなくても、いずれはつながるだろうという見通しが立てられます。

病気の後、高揚のエネルギーを使って読み書きし、本の虫になりました。天体から地理まで、何にでも興味を持ちました。この気分の高揚には苦労しましたが、なんとか再発しないところで調整できました。一時期は秘かに、「自分は天才ではなかろうか」と思い、身の程をわきまえるために苦労しました。今は加齢のためなのか、その熱は過ぎ、「普通の人間」に戻ってしまいました。しかし昔とった杵柄として、学習した知識のなにがしかは心の財産として残り、多少は自分や他人の助けになっていると思います。

ただ、気分が高揚したときの神秘的な体験には惹かれ続けました。その後もたまにやってくる気分の高揚感といかに向き合うかが今も私の課題です。これ以上は盛り上がったらだめだなという「心の警報装置」、すなわち、ブレーキのかけ方を学びました。

自分の体験が、本当の神秘体験なのか病的体験にすぎないのか、こだわりは捨て切れませんが、考えないようにしています。自分は医者の元にきたから患者になったのであって、ユタの元にいったら、シャーマンになったのではないかと思い、ユタとかシャーマンに異様に会いたがっていた時期もあります。念願叶い、当事者の友達のつてを頼って、地元の巫女にあたる人に一度だけ見てもらったことがあります。年をめされた体の不自由なおじいさんでした。その方は祝詞《のりと》を唱えたあと、「あなたが産まれる時、脳に酸素がいかなかったのです」と言い、最後に「カミサマのお守《も》りになるでしょう」とぼそりと言われました。その言葉はいまだに重い意味を持っています。

しかし、いつのころからか「神のものは神の元に返そう」と思うようになりました。体験に執着したり、それを自分の持ち物とするのはやめようと考えるようになりました。社会生活を送る上でそれは正解だったようです。

## 統合失調症を抱えて生きること

病気のせいかどうかは分かりませんが、長期、短期ともに記憶に自信がありません。判断は苦手です。二つ同時に仕事がくると困ることが多いです。イレギュラーなことが起こると頭が固まります。なだらかな気分の上下の変動があります。残っているのは、知的好奇心です。それは外にも内にも向かい、自分の心の中にあるモヤモヤを文章や画像の形にして他人と共有したい、という思い詰めた欲求がいつもあります。人からは〝自己探求病〟だと言われます。その欲求に従って行動すると頭の中の整理整頓は難しくなり、仕事上の簡単な課題につまずき、日常的な問題に足元をすくわれます。

統合失調症的な崩れ方は稀です。〝統合失調症的な〟と私が呼ぶのは、超越的な何かと関わるときに感じる畏怖を基底とした症状です。無意識に潜ったままで、浮上できなくなるような感じです。四十歳を過ぎたころからこの症状は少なくなりました。現実と間違う映画のようなくっきりした夢や、体の中に入ってきてしまうような夢魔、寝入りに苦しめられる、くるくる回る曼荼羅模様みたいなイメージも見なくなりました。

不思議な現象が収まるとともにもっと地味な抑うつみたいな現象に苦しめられるようになりました。些細なことでスイッチが入り、脳の中の抑うつの薬瓶が倒れて周囲を浸していくような不快なものでした。主治医は、「病気が回復する最後の段階でまた壁がきちゃったようだね」と言います。最初は三時間くらい我慢するか、眠ってしまえばとれるものでしたが、だんだん抑うつは進化していきました。ひとたび起こると次の朝も、また次の朝もといった具合で朝一番から体調が崩れます。時間だけが薬で、一日、一日と上空から時のふとんが降りてくる感じで何も起こらない日が続きます。ふとんが何枚も重なると症状のスイッチが下に隠れて、どうすればスイッチが入るのか分からなくなるのです。

今、私の周囲にいろいろなタイプの患者がいて、共に働いています。また、障がいに関わらず、たくさんの友達もできました。もちろん、家族も、地域の人々も、本に関わる仕事を通して、同じ空の下にほんとうにいろんな生き方をする人がいると感じます。その人たちが、いるべきところにいつもいてくれることはありがたいなと思います。そんなふうに、私自身も居場所を得ることができたらいいなと思います。世間の人の心ない一言に傷つくときもありますが、埋め合わせるかのように温かく目をかけてくださる方もいらっしゃって、今のところバランスはなんとか取れています。人生の節目、節目で人に恵まれ、それはとてもありがたいと思います。

私の体験が、誰かのお役に立てればありがたいと思う一方、いい気にならず、地味に生きたいと思います。ひっそりとした佇まいが好きです。

最後に読者の方へ。一人一人、顔も違い、心も違い、置かれた状況も違います。もちろん私などよりずっと過酷な状況を生き抜いていらっしゃる方もいると思います。それらの境遇・条件の違いは残酷な面もありますが、見方を変えればこの世界の豊かさでもあると思います。逆境にめげず、その場でじっと耐えて待ってみてください。そして人生の潮目を見計らい、違う流れに乗れると思ったときは一歩踏み出してみることも意味があると思います。勇気がいることですが、その一歩を応援します。巡り合わせもあるので正解かどうかは分かりません。ただ、結果はどうであれ、その道のりにこそ世界の面白さは宿っていると思います。少しでも納得のいく人生を歩まれるのを祈っております。

# 第三章

# 診断と症状／中井久夫・考える患者

本章は、主に『看護のための精神医学　第2版』（山口直彦共著、医学書院、二〇〇四年）の「統合失調症圏の病気」（八五～一〇八頁）を底本として考える患者が読み、体験を添えた。

なお、本章の構成に従って、底本に編集、加筆修正を加えている（本文一二六頁一二行－一二七頁三行は、『こんなとき私はどうしてきたか』医学書院、二〇〇七年、二五－二六頁を引用した）。

# 一　統合失調症とはなにか

## 統合失調症〝発見〟の歴史

統合失調症は、総人口の一パーセント弱の人が一生のうちにかかり、その人の人生のコースに大きな影響を与える重要な病いである。本人の苦しみも、家族の苦しみも、しばしば大きい。

しかし統合失調症には、いろいろふしぎなところがある。

まず精神病のうち躁うつ病は、二〇〇〇年前に知られていた。躁病とうつ病とが、一つの病気の二つの面であることもわかっていた。ところが、統合失調症の〝発見〟は二十世紀である。それまではどうだったのか。「その他」のなかに入っていたり、躁病、うつ病、精神遅滞、てんかん、性格異常のなかに分散していたりした。症状にしたがって、細かく、たくさんの病気に分けた時代もあった。では、どのようにして統合失調症が〝発見〟されたのだろうか？

### クレペリンの「早発性痴呆」

まず、緊張病と破瓜病という二つの精神病を提案した人がでてきた。一八七〇年ごろのドイツのことである。これに古くからの妄想性痴呆を加え、「早発性痴呆」という名をつけて、一つの病気であるということにした人が次にでた。やはりドイツ人で、エーミール・クレペリンという人である。このときから精神病研究の中心は、精神病院から大学精神科に移る。

「早発性痴呆」は一八九〇年代、彼の教科書の第三版からでてきて、第四版で本式になる。じつに多数のあらわれ方をする精神の病いに、次の共通点をみたのである。

第一は発病の時期で、おもに青春期である（高齢化社会になってから、高年齢の発症例がふえてきた。しかし、青春期に軽く発病し、自然治癒していた場合が入っているのではないかと思われる）。第二は症状である。クレペリンは「感情の鈍麻」とした。知能は侵されないことが、そのころからわかっていたのだろう。もっとも、今日まで「ほんとうに統合失調症の特徴で統合失調症にしかない症状はなんだろうか」という意見がまだ精神科医同士で一致していない。

クレペリンの考えは「いままでの混乱を整理した」と歓迎された。しかし、当てはまらない例をもちだす人が続々でてきた。とくに、転帰をみるまで待たないとわからないのでは診断できないじゃないか、と批判された。

## ブロイラーの「精神分裂病」

次にスイスの精神科医オイゲン・ブロイラーが、一九一一年に日本では「統合失調症」と改称された「精神分裂病」（Schizophrenie：シゾフレニー、英語ではschizophrenia：スキゾフレニア）の概念をだした。ブロイラーは、「早発性痴呆」と同じ意味で使おうとしたのだが、一つの「心理的障害」として定義しようとしたために、転帰が脱落した。そのため経過のよいものがたくさん入って、その結果ブロイラーの「精神分裂病」は、クレペリンの「早発性痴呆」よりも広い範囲のものとなった。そのかわり、裾野の広い病気であることが示された。

ブロイラーの基本的な症状はよく四つのAといわれる。

①は観念連合の弛緩（association loosening）である。これは連想のテストで飛躍や停滞や音だけのつながりが生まれることである。当時は連想を思考の主なかたちとする説であった。

②は感情障害（affect disturbances）。感情が枯渇したり、はずみがなくなって「平板化」したり、固くなったりする。

③は両義性（ambivalence）。矛盾する考えが葛藤をおこさずあっけらかんと共存していることである。「好き」と「憎い」とか。

④は自閉（autism）。人間世界に背を向けて自分のカラに閉じこもることである。

こうみてくると、①は思考の、②は感情の、③は意志の、④は自分と社会との統合失調だということができそうである。「統合失調症」という新病名にはブロイラー的傾向がある。ここには妄想や幻覚など陽性症状はでてこない。

しかし、その後も精神科医は、どれが本来の症状（一次症状）で、どれがその症状からみちびきだされた症状（二次症状）か、と頭をひねった。意見は一致せず、ある人の一次症状は別の人にいわせると二次症状になってしまう。

この混乱を実践的立場から救おうとしたクルト・シュナイダーというドイツの精神科医は、これがあれば実際上統合失調症といってよいという「一級症状」と、そういうだけの力のない「二級症状」に分けた（表1参照）。もっとも「一級症状」がなければ統合失調症でない、というのではなく、全体的関連性で判断せよ、とシュナイダーは逃げている。逆に「一級症状」があっても、ただちに統合失調症とはいえないことが最近よくいわれている。器質性精神病、心的外傷性障害群をはじめ、別の病気でないことを調べる必要がある。

## IPSSとDSM

WHO（世界保健機関）は、できるだけ産業や文化や社会構造の違う国の精神保健センター九か所を選んで、世界の精神科医のグループが同じメンバー

表1　クルト・シュナイダーの「1級症状」と「2級症状」

○1級症状
（1）思考化声
（2）対話形式の幻聴
（3）自分の行為を批判する幻聴
（4）身体への影響体験
（5）思考奪取および思考の被影響体験
（6）思考伝播
（7）妄想知覚
（8）感情・欲動・意志の分野における外からの作為体験

○2級症状
1級症状以外の形式の幻覚。妄想着想。抑うつと爽快気分。困惑。感情貧困化

のまま一九六五年から十年間、約一千人の統合失調症患者を半年ごとに診察してみた。これを、ＩＰＳＳ（International Pilot Study of Schizophrenia：統合失調症の国際予備研究）という。表2は九か所平均の上位十五症状である。いかに雑然としていることだろう。この十五項目を、同じ水準の「症状レベル」にならべてよいかと疑問がおこりそうだ。症状とは「診断の手がかり」という臨床的で実際的な意味さえあればよいことが、これでわかる。

公式には、わが国は、ＷＨＯの診断基準「国際疾病分類・第10版」（ＩＣＤ—10：International Classification of Diseases, Tenth Revision）を採用していることになっている。ＤＳＭはそのアメリカ地方版であるが、実際には二つは対等に使われている。日本地方版は作成に取りかかって久しいが、まだ実用に供されていない。

表2　IPSSでもっとも多い「症状」

| | |
|---|---|
| （1）病識の欠如 | （9）妄想気分 |
| （2）幻聴 | （10）つかみどころのない陳述 |
| （3）関係念慮 | （11）被害妄想 |
| （4）言語性幻聴 | （12）面接に協力しない |
| （5）関係妄想 | （13）自己所属性を失った思考 |
| （6）疑い深さ | （14）思考化声 |
| （7）感情の平坦化 | （15）操られ妄想 |
| （8）直接に声が話しかけてくる | |

# 二　統合失調症のおもな症状

※編集部注　この節では、統合失調症の症状を、前節のシュナイダーとＩＰＳＳにそって、中井の解説と、考える患者たちの自己感覚から解説をする。

**【中井】**と示した箇所は、中井が症状を患者に分かりやすく解説（『看護のための精神医学　第２版』医学書院、二〇〇四年）したものである。**【患者】**と示したところは、考える患者たちが話し合いを行い、個人的な体験にそって治療者や一般の読者に分かりやすく解説したものである。〝病気になっている必要性〟（中井）を考え、症状が起こった事情や状況を付した。

## （一）シュナイダーの診断基準

### 一級症状

●思考化声

**【中井】**自分の考えが、ブーメランのように舞い戻ってきて聞こえる。あるいは自分の考えを外部からの声としてあらためて聞くこと。「自分の考えである」という「思考の自己所属感」は失われていない。一二五ページの「自己所属性を失った思考」と比べてほしい。

【患者】頭で考えたことが、周りから響きわたって聴こえてきた。このときは、思考化声という言葉を知らず、電気ショック治療で生体実験されてそのために起こっているのだと思った。

●対話形式の幻聴

【中井】二人以上の人声が会話しているのを聞く。会話の話題は、患者に関することが多い（解離性幻聴にもある）。

【患者】自分が、ギリシャ神話に出てくるアルテミスだと思い込んでいたころ、私がこんな目に遭ったことを神々が話し合っている声がした。

●自分の行為を批判する幻聴

【中井】ちょうど実況放送のように、「あっ、ハシを持った。ゴハンを口に運んだ」と、自分のすることをいちいちコメントする。「あっ、バカなことをしている」「あっ、そこのドアを開けてはいけない」と、こうるさく注意や禁止もする幻聴（解離性幻聴にもある）。

【患者】門限を破りそうになると、「もう帰らないといけないぞ」と幻の声が戒める。用心しないといけないという場面になると、「気をつけろ」と幻の声が注意してくる。ご飯を食べようとすると「食べるな」という声が聴こえ、箸を置く。声の隙を見て食べないといけないので大変である。

## ●身体への影響体験

【中井】身体の感じを、①異常な感覚として、②他人からされるとして、感じる。ふしぎな話になることがわりあい多い。「電波をどこそこから送られつづけたので、脳ミソがグチャグチャになった」「おなかの中に電波を受ける機械を入れられて一日中通信してこられますのや」。

【患者】電気ショック治療でなくロボトミー手術をされ、脳の中に発信器や盗聴器を埋め込まれたと思った。

## ●思考奪取および思考の被影響体験

【中井】「自分の考えが抜き取られて、なくなる。考えようと思うたびに抜かれるので、考えることができない」が「思考奪取」である。奪い取られるのであって、奪い取るのではない。「思考への被影響体験」は、「他人にむりやり考えさせられる」だ。

【患者】何者かに頭をかきまわされて思考を抜かれた。考えても考えても何者かにその考えを奪われるため、イライラと徒労感を覚える体験。

●思考伝播

【中井】自分の考えがただちに他人に「筒抜け」になると感じる体験。「テレパシーで察知される」「以心伝心」とも表現する。「○○さん、わかっているくせにしらばくれて」と怒ることもある。英語では「思考の放送」という。そういう言い方を患者がするのだろう。

【患者】考えたことがすべて周りの人に伝わっているという確信。自分と他人との境界線がなくなり、念じれば伝わると信じ込むこと。周りの人に心をつねに読まれているので、本人にとっては針のむしろに座っている状態である。

●妄想知覚

【中井】知覚の対象にふしぎな意味づけをする。ドイツの精神科医クラウス・コンラートは「対象がアポフェニーの光のもとに知覚されること」といった。アポフェニーとは「すべてが異常に意味づけられる」ことである。これは後に述べるが、患者の体験の場の根本的変化がまずおこるので、妄想知覚はその場の力による変化であるという。「自分にとって何ものも偶然ではありえない」「すべては自分について何かをほのめかしている」という感じである。「なぜか、だれか、何のためかわからないが、自分にとってどうも見過ごせない」という漠然としたものから始まり、「たしかにだれかが自分をあてこするためにここに燃えさしのマッチを置いたのだ」を通って、「誰々がかくかくの意味を自分に示そうとして何々を自分に見せつける」という内容のはっきりしたものに達する。前を走る車のナンバープレートが「88―94」であることは、「おまえは早く死ね」と言っているのだとか。

【患者】大きな勘違いに基づいて意味づけすること。家の前の歩道に落ちていたさびた包丁を見て、そのときはどういうわけか私への悪意だと思った。妄想しているときは、この「どういうわけか」が入り込まず確信して疑わない。起こっているすべてのことが自分に関係し、偶然ではなく必然に感じた。

●感情・欲動・意志の分野における外からの作為体験

【中井】自分の中にあって、中から外へでてくるものと一般に考えられている感情・欲動・意志が、他人や外部の力によって動かされ、操られ、「相手のいいようにされてしまっている」という体験。作為体験といってきたが、「させられ体験」のほうが誤解がなくてよい（これも解離体験にもある）。

【患者】何者かに体を憑依されて、したくもないことを考えさせられたり言わされる、実に不愉快な体験。操り人形になった恐怖と苦痛を伴う。

## 二級症状

### ●妄想着想

**【中井】**幻覚にはいろいろあって「幻聴があるから、こりゃ統合失調症だ」というのは素朴な間違いである。「妄想着想」とは、突然何かを無媒介的にぱっと思いつくことだそうである。しかし、着想（思いつき）とは元来そういうものでないか？　先のコンラートは、着想を「アポフェニーの光のもとで」意識することだと言っている。もっとも「あっ、私は明治天皇の落とし子だ」とか「私の親はほんとうの親ではない」というような着想も、一瞬間はだれでも思うかもしれないが、以後「とうとうほんとうのことがわかった。長年おかしいと思っていた謎がこれで解けた。たとえば私にたいする母のときどきふしぎな素振りのわけが」とずっと思いつづけるのはふしぎである。

**【患者】**訂正できない思いつきのこと。ぱっと思いついたことが、天の啓示のように確定的に思えること。「自分は恐竜の生まれ変わりだ」という考えがぱっとひらめき確信した。叔父に話すと頷いたため確信を深めた。もし否定されたら、秘密を隠しているとして叔父を疑っていたと思う。

●気分の変化

【中井】気分の変化とは、統合失調症にもある。しかし感情のゆるやかな起伏でなく、折れ線のような、突然の変化であることが多い。あるいは、初めから終わりまで、同じ調子の気分がつづく。

【患者】「天才となった」という確信から、「周りにとんでもないことをしてしまった」という反省の思いの、気分への写し鏡。高揚と、絶望を伴った抑うつを繰り返した。幻の声で「死ね」と聴こえてくると、幻だと分かっていても心がへこむ。

●困惑

【中井】途方にくれること。

【患者】症状との戦いの後に訪れる悲哀を伴う感情。「統合失調症」という名前を背負って、人や社会に対してどうやって振る舞っていいのか、ぶり返す症状のなかで、この先どうやって生きていけばいいいのか分からない状態。

●感情貧困化

【中井】本人が「自分のこころが冷えてゆく」「私の人生は索漠としたものだ」と訴えること。

【患者】統合失調症そのものと、病気が作り出した環境が折り合わさって起こる状態。集中力が衰えて働けない、働こうとしたら職種はしぼられている、本が読めない、友人とは連絡がとりづらくなり、親戚に会うかどうか迷う、治ったと思っていたらまた症状がぶり返す。「感情貧困化」は、統合失調症の暗闇に沈んだ者の「本音」という側面もある。

### （二）ＩＰＳＳでもっとも多い症状

では次に、ＩＰＳＳでもっとも多い症状を解説する。以下はＩＰＳＳの第一期十年をリードした元ブリティッシュ・コロンビア大学の林宗義《リン・トウン・イ》教授に口頭で解説を受けた。しかし、文責は中井にある。なお、以下の症状があるからといって統合失調症とはいえない。統合失調症の人に多い症状というだけである。

シュナイダーの解説と読みあわせると、古典的精神病理学のだいたいの概説になっている。

#### ●病識の欠如

【中井】自分は病気ではないと思うこと。

【患者】病気の初期症状があらわれたときに、これが精神科の症状だと知らなかった。病気の知識は学校では習わないのに、「この人は病気を受け入れない」と専門家から言われるとつらい。自分の体験が「病気」だと知ったのは、体験者が書いた本を偶然読んだときだった。幻覚妄想を超自然的な出来事と確信し、自分は病気ではなく不思議な力を持っていると信じていた。幻覚妄想は周りの人の言葉や態度より強い説得力を持っていた。

### ●幻聴／言語性幻聴／直接語りかける声／思考化声

【中井】幻聴は、いわゆる「そら耳」というだけでなく、耳をとおして聞く音と質が違う、と患者は言う。また、聞きのがせないという感じで、その音から自由になれない。

言語性幻聴は、ことばの幻聴である。自分に語りかけることも、他人同士の話であることもある。一人称、二人称、三人称、いずれもある。耳をとおして聞く声とは、同じ人の声でも質が違うと患者は言う。

一般に、ことばの内容は当人を指している。日本語では主語や目的語を省くことが多いが、それでも「殺す、殺す」という言語性幻聴は、どこかの通信が混線しているのだとはけっして考えない。「だれか（あるいは某氏）が自分を殺す」以外の考えは、はじめからありえないと患者は言う。理由を聞くと「だってそうなんですもの」と言う。実感は、つねに理屈より強い。他の患者の幻聴にたいしては、患者は「あいつはおかしいことを言っている」と言うことができる。このあたりに、後で述べる妄想世界の非常に特殊なかたちが顔をだしている。

直接語りかける声とは、耳を介さずに直接に自分に語りかける声である。命令、禁止、批評が多い。患者は無視できない。声をだして反論している患者もあるが、「相手」を言いまかすことはできない。

思考化声とは、自分の考えていることが、声になって聞こえることである。考えるときと同時か、むしろ先になる。本を読んでいると、ちょっと先を声が読む。じゃまでたまらない。

【患者】考える患者たち九名全員が初期には幻聴を経験していたが、初期の一回だけ聴こえた、たまに聴こえる、常に聴こえているなど別々のコースをたどっている。コースの違いは、幻聴が楽しいかどうかという内容の問題と、孤独との付き合い方によるという結論に至った。声の種類は、霊の声、周りの人々、動植物で、音声を消すピー音や雨音のように、言葉を伴わない音だけが聴こえる患者もいた。詳しくは第四章で解説する。

## ●関係念慮／関係妄想／被害妄想／操られ妄想

【中井】関係念慮は、ふだんはとくになんとも思わないもののあいだに、なにかお互いに関係があって、それが自分の何かと無関係なことではないという実感のこと。

関係妄想は、関係念慮が強まって、他の可能性の提案をするときびしくはねつける程度に達したもの。もっとも、妄想はいつも揺るがない確信のうえに立っているのでなく、疑いと確信のあいだを揺れている。少なくとも初期はそうである。なお妄想の定義はむずかしく、「根拠のない確信」と「訂正不能性」と「内容の不合理性」という百五十年前のものよりもあまり進んでいない。筆者は、ある考えが妄想であるかどうかは、内容をどういじくってみてもでてこないと思っている。その人の「体験野」（コンラート）あるいは「対人関係の場」（サリヴァン）という、患者の存在している「場所」の関数である。

被害妄想とは、「迫害されている」「仕組まれている」「おとしいれられつつあるのではないか」という確信。わが国では軽い被害妄想的なことばづかいがふだんでも使われている。たとえば「患者に死なれる」「人にやめられる」など。

操られ妄想とは、だれかが自分をコントロールして、したくないことをやらせたり、言いたくないことを言わせたり、嫌なにおいをかがせられたりする。患者はよく「自分は何かの目的のためにだれかの道具となっている」と感じる。

【患者】「上司の鼻をすすりあげる音は私へのあてこすりか」「同僚の貧乏揺すりは私への攻撃か」「バスのなかで高校生が笑っている。私のことを笑っているのか」「テレビのアナウンサーが私のことを話し、自分を操ろうと思っている」などと感じ、信じてしまう。妄想中は妄想を「事実」と思っているので、生きづらいことこの上ない。

●疑い深さ

【中井】文字どおり。

【患者】幻の声や妄想を自分でなんとかしようと努力しても報われず、誰も助けてくれないと思っていた。人と接することが恐怖で、この世では生きていけないというレッテルを貼られたと思い込んでいた。死ねば楽になるのに……と思いながら仕事をがんばった。周りはそんな私に何か言いたげな表情だったので、助かる方法があるなら教えてほしいと願ったが、誰も教えられないだろうという諦めがあった。他人を信じられなくなり孤独感が募っていったが、孤独であれば空想の世界に逃げ込めた。自分を守るために周りを疑うだけの材料を常に探し、臨戦態勢だった。説明もなく「薬を飲め」と言われたり電気ショック治療を受ければ、医療に対して疑い深くなるのは当たり前。疑い深さが募り他人から敵意を感じることがあった。そんなときは他人が「私がいなくなればいい」と思っているのではないかと疑ってしまう。

●感情の平坦化

【中井】一言で言えば、感情の幅が狭くなることである。音楽にたとえれば「単調なリズム、メロディー、音域の狭さ、倍音の欠如」といおうか。日本の精神科医・安永浩は「ローソクの炎のような感情のゆらめきが少ない」という同僚のことばを紹介している。非常に微妙な「対人感覚」の違和感である。

【患者】親が親によく似た人に見え、世界が隔たって感じられた。世界がよそよそしく感じられるとき豊かな感情は持ちえない。世界や人に対して親密感を取り戻そうという努力を止めた状態。

●妄想気分

【中井】「何とは言えないけれども、あたりの様子がいつもと違う」ということである。程度が強まると「ただごとではない」「なにか未曾有のことがおこりそう」「世界がもうすぐ破滅する」となる。最後の感じは「世界没落体験」という名がついている。いずれも統合失調症の場合、はじまりのころ、あるいは発病の直前であることが多い。

【患者】ただならぬ気配のなかで味わう気分。あの世の雰囲気を感じ取るときの気分。何か未曾有なことが起こりそうな気配のなかで、自分は死ぬしかないと追いつめられた。不気味な気配は永遠に続くと思われ、無限ともいえる恐怖を味わった。

●つかみどころのない陳述

【中井】説明が不適切で不十分なため、いつまで話しても、さっぱり要領を得ないということらしい。

【患者】恐怖と不安のなかで、この世ではありえないことを事実だと信じ切って訴えるときの話し方。脳のなかで言葉がいっせいに叫び出し、それを並列して語ると周りからはばらばらに聞こえたと思う。文章にたとえると起承転転……と止まらない状態。出て来たアイデアに酔ってしまい質の吟味などできない。光るアイデアも出てきてそこから離れられない。

●面接に協力しない

【中井】これも文字どおり。ただし、患者側の責任だけかどうか?

【患者】自分の悪口を言う声から自分を守ろうとしてすべてを拒絶し、最初の診察で一言も話さず、カルテに「うつ病」と書かれた。逆に医師に自分の妄想を訴えたが何の返答もなく、看護師がやってきていつの間にか入院となり、失望してもう何も言うまいと心に決めた患者もいた。症状を訴えても無駄だという気持ちと、訴えたら退院が延びると思い、自分の症状を決して医療者に話さず、完全に治っていないうちに退院が決まり、再発という悪循環に陥った患者もいた。

●自己所属性を失った思考

【中井】自分の考えには自分のものという感じがつきものである。この感じがなくなる。自分の身体の自己所属感がなくなると、自分の意思でやることが、何者かにさせられていると感じることもおこる。

【患者】文章を自分の意思で書いているのではなく何者かに書かされている体験をした。何者かが乗り移り、手が勝手に文字を打ち込んでいく。不思議な高揚感があった。

## (三) 患者が訴えない症状

どんな症状も、患者は、たまらなくなるまでは、相手を信頼しないと訴えない。たとえば「幻聴を医者に話すな。話すと退院できないぞ」という忠告が病棟にいき渡っていることがある。しかし、患者が訴えても相手にされない症状もある。そういう症状には次のようなものがある。

●恐怖

【中井】患者が訴えないけれども、どうも、病むことのつらさの土台になっている代表は「恐怖」である。アメリカの精神科医ハリー・スタック・サリヴァンはそれをとりあげて「こわい」「恐ろしい」「ぞっとする」「うんざりする」「パニック」などの表現をあげている。また、強い恐怖は不安といっしょになってしまうことも指摘している。

これがなぜ訴えられないか、であるが、発病のときに非常に強い恐怖があり、それを思い出してしまうからかもしれない。医者の側で、恐怖は非病人にもある〝正常〟な感情だとして重視しないからかもしれない。

発病のときには、徐々に恐怖が深まることもあり、急におこって深い淵に墜落するような恐怖となることもある（ときには天がぱっと開いて、恍惚と恐怖とを同時に感じることもある）。「地震」のようにぐらっと揺れを感じる人もあるようだ。「地震」とも言うのは、それが叫びとも振動ともつかないからであろう。急性期で、興奮しておられる人は、いわば世界が揺れてやまないで一緒に揺れている。一方、刺激に反応せず昏迷になっておられる人は、揺れに抗してじーっとしている。どっちが楽かというと、動かしているほうが楽なのだ。じーっとしているのはものすごくエネルギーを必要とする。同じ一時間だったら歩くほうが直立不動でいるよりも楽であろう。だからこちらのほうが大きく世界の叫びを聞いている可能性がある。「指一本動かしたら世界が崩れる」ほど、世界が脆くて固く感じられるのであろう。自分は、そういう世界を支えて崩れないようにしている。

非常に回復したとみられる患者にも、ときどき発作的におそってくることがある。みたところ「感情鈍麻」して日向ぼっこばかりしているようにみえる慢性患者のなかにも恐怖が居すわっていることがあり、こういう患者は萎縮（いじけ）、おびえ、おどおどしている感じを放っている。

恐怖があれば警戒心が高まるのが自然である。患者はしばしば「アンテナがたくさん立っている」と表現する（もっとも、「アンテナみたいなものが立っていますか？」と聞いた場合である）。警戒心には、自分の周囲三百六十度をくまなく警戒する「走査型の警戒」と、対象をしぼる「一点集中型の警戒」がある。このどちらかならまだいいが、恐怖が高まると人間は同時に二つをやろうとする。それも、走査型の警戒心にかかったごく些細な変化にたいして、一点集中型の警戒をおこなおうとするので、意識が潰乱する。それほどでなくても過剰覚醒状態になり、眠れなくなる。

恐怖に打ちのめされている患者もあるが、恐怖に対抗しようとする動きがでてきてもふしぎではない。ところが恐怖に対抗させる手近なものは、患者が孤独な場合はとくに、「別の」恐怖である。スリルを味わうことである。飛び降り、自傷行為、万引き、あるいはもっと重大な犯罪行為もありうる。ときには、階段を目をつぶってあがるとか、夜中に大声をだすとか、意外な、何の目的かわからぬ（「患者だから」と安易に見過ごされやすい）行動をおこさせる。医師やナースを挑発して、その反応のスリルで恐怖を相殺しようとすることもある。「話題を急に変える」という、目だたないスリルを味わうこともある。ひきこもりの一因でもある。

恐怖が居すわって意識にさほどのぼらなくなると、「イライラする」という訴えになる。「しんどい」「すぐ疲れる」のは、高まった警戒心をつづけているためであることが多い。離人症（現実感喪失）は、恐怖のなまなましさを取ってくれるが、なんともいえぬもどかしさ、閉塞感（きゅうくつさ）、空虚感、取り残され感に変わる。けれども、恐怖はその皮一枚下にある。離人症は、恐怖をいわばビニール包装したというものである。

一般に恐怖が訴えられるのは「不安」としてである。それも、一日のうちに差がある場合である。この訴えは、すこし乱暴にいえば、午後四時から七時までが多い。これには生理的理由があるのだろう。もう一つは、急に一人になったときである。たとえば、友人と別れて一人で電車に乗ったときとか、家族がみな個室に引きあげたときとか、深夜にめざめたとき、眠れずに一夜を過ごすとき（大声をだして払おうとすることが多い）である。

恐怖は、自分が孤独でないと感じたときに、しだいに減ってゆく。また環境の変化によって大きく増減する。薬物も無効ではないが、それだけでは不十分である。それは爆撃だけで一国を降伏させようとするのに似ている。

**【患者】** 極期は、恐怖そのもので言葉にならない。世界に起こるすべての出来事が、世界破滅のしるしに感じられる不気味な感覚を理解してもらえるだろうか。壁が崩壊し、津波に襲われ、皮膚の腐敗が世界に広がっていく幻覚の恐怖を理解してもらえるだろうか。回復後の恐怖には、こんな体験を誰にも理解されず一人で背負わなければならないという恐怖、取り返しのつかないことをして友人が去っていき取り残されたという孤独、夕方一人になったときに世界から取り残されたという恐怖がある。

●身体症状

【中井】精神病の際の身体症状と抗精神病薬の副作用ででる身体症状とは方向性がかなり似ている。これは下痢、腹痛、胸部痛、頭痛、血圧上昇、眼圧上昇、不明熱（微熱の持続も、一時的高熱も）、無月経から、けいれんまである。円形脱毛症はふつうである。これらは回復の初期に多い。回復の初期には大きな身体疾患も多いので、そのはじまりでないかという注意が必要である。

そのうえでの話だが、これらは「ひょっとすると回復のはじまりかもしれない。エンジンのかけはじめはブルブル、ガタガタというように」と言うと患者が安心する。こういう小さな身体症状を急性期の終わりごろに予告しておくと、最初から安心してもらえる。なお、この身体症状の特徴は、いずれも急に始まって急に終わることである。徐々に高まり、また下がるということは、あっても少ない。なお便秘と体重減少は緊張の表現であって、便秘がつづいていたり、体重増加がみられないうちは回復の土台が不安定である。この二つはもっと注目されてよい。

なお、意識を清明に保つうえで足の裏のセンサーの重要性が一部で注目されている。足の裏の清潔さを保ち、角化を解消すること（機械的あるいは尿素軟膏を使って）も大切である。

【患者】便秘は多くの患者が経験している。薬の副作用という説明を受けたが、保護室の丸出しの便器ではできなかったり、看護師に便を確認されるのがいやだったり、おむつのなかに便をするのは勇気がいるという理由で「便秘」になった者もいた。病院では便秘だったが、外泊中はよく出たという者もいる。ほかには、退院直前、全身の発疹や頬の奇妙な赤みが出た者がいたが、精神症状が落ち着くとともに消えていった。

## ●〝発作〟症状

【中井】一日のうち短時間〝発作的に〟おこる症状には、恐怖のほかにいろいろある。恐怖には内容がない（だからこわい）が、これらにはさまざまな内容がある。

「ものの輪郭がはっきり見える」「ものが妙に歪んで見える」「ものが粒々の集まりに見える」「ものが壮大に見える」という知覚変容から、「人が自分を見ている」という注察妄想まであり、「イライラ」などの、つかみどころのない訴えになることもある。

これらの共通性は、突然始まり、持続は短期間（数分から数時間まで）で、眠ると消え、いくつかの薬物が有効なことである。また、筆者が経験した一患者では、これらのいろいろな症状の一週間ごとに合計した継続時間の長さと回数は数か月、数年にわたってほぼ一定であった。その値は突然変わり、その際には悪夢を集中的にみていた。

発作症状は何年もつづいて、これを真剣に問題にするだけでいくぶん救われ、薬物でそのつど解消していればよい場合もあるが、一日に〝ふつう〟の世界と〝異常〟な世界とを往復することが長い間つづいているつらさを理解する必要がある。

なお発作症状は、自分の知覚状態を客観的にモニターできる患者に偏っている観がある。筆者らの経験では実際に〝理系〟の人に多い。ひょっとすると、患者の多くは、意識してことばに表現しないだけで、一日のうちにもこのような突然の変化にゆさぶられているのかもしれない。

【患者】他人の瞳が急に毒々しく見えることがあった。足元がふらつき風景がグルグル回り興奮状態になり甘いものが無性に欲しくなった。抗不安薬をもらい対処している。

「ピキッ」という感じの音のような感覚があり、それが発作の合図になる。眠ればリセットされるが、症状が続くうちに抑うつ状の発作に変容し、朝一番で崩れはじめ、次の日も、また次の日もと続くこともあった。

## ●退屈

【中井】回復期において、急性期からの焦りがゆとり（余裕感）に交代してゆくのが順調な経過であるが、退屈になってゆくこともある。時間が歩みを止め、楽しみ、幸せが感じられず、同じこと、同じ姿勢、同じ動作をくり返す。一つの凹みに落ちこんだようなこの状態は、統合失調症でない「ひきこもり」にもみられる。ときにこれが破れるのは偶発事件による。たとえば自宅にこもっている場合、よく考えた訪問をおこなうなど、さまざまなチャンスを利用する必要がある。

【患者】声に聴き入ったり妄想にふけっていると一日があっという間に過ぎていたので、「退屈そうね」と言われてびっくりした。声や妄想が去っていくと何もすることがなくて〝退屈〟を実感したが、入院中ボーッと時間を過ごすことしかできなかった。

# 第四章

## 統合失調症をほどく／中井久夫・考える患者

本章は、中井の著作から統合失調症の症状とその背景にあるものを十項目選び、考える患者たちがそれらをほどいていった。体験や考察を書いた統合失調症の患者は九名で、定期的に読書会を行った。

なお、読みやすさを考慮して次の三点を工夫した。

一、本章のはじめには、本章の目標を中井の文献からまとめた。

二、**テキスト**は中井の文献から引き、冒頭に◆を付した。参考文献の底本は巻末に掲載した。中井の許可を得て、原文に加筆修正を加えた箇所がある。

三、患者の体験と考察は、**体験ノート**としてまとめた。

※　体験ノートの一部は、「中井久夫を患者の視点から読み解く」（「シナプスの笑い」二十六号、ラグーナ出版、二〇一五年）に加筆修正を加え掲載した。

第四章のはじめに

# 病的なものだけをとり出すのでなく、病を被っている人自身をみる

中井久夫

## 「バランスを取り戻す」という共通の目標

「統合失調症」の「統合」とは、ひらたくいえば「まとまり」である。まず「考えのまとまり」であり、「情のまとまり」であり、「意志のまとまり」である。その「バランス」を回復するという目標は、「幻覚や妄想をなくする」という治療目標に比べて、はるかによい。

「幻覚・妄想をなくする」という目標に対しては、患者・家族はどう努力してよいかわからなくて、困惑し、受け身的になってしまう。これが病いをいっそう深くする悪循環を生んできたのではないか。これに対して、「知情意のまとまりを取り戻していこう」という目標設定に対しては、患者ははるかに能動的となりうる。家族・公衆の困惑も少なくなるだろう。患者と医療関係者との話し合いも、患者の自己評価も、家族や公衆からの評価も、みな同じ平面に立って裏表なしにできる。だれしも時には考えのまとまりがなくなり、バランスを失うことがあるはずであるから、病いへの

理解も一歩進むだろう。

また、医療治療者間のコミュニケーションも、この比重移動によって格段によくなるのではないか。看護日誌も幻聴や妄想の変動を中心にすることから、「考えのまとまり」をたずね、「感情のまとまり」「したいこと（意志）のまとまり」をたずねるほうが前面にでてくるだろう。そうなれば、医師や臨床心理士、ケースワーカーとのコミュニケーション、あるいは家族との語り合いも、同じ平面に立ち、実りあるものとなっていくと思う。

もっとも、「失調」の瞬間の恐怖――「それに比べれば神戸の地震など何でもない」ような恐怖――、そしてその後のやりきれない疲労、折り折りの発作的な恐怖に立ち戻り、さらに長年病む者におこるこころの萎縮（ちぢかみ）を決して軽視しないようにしたい。

私たち医療関係者には、「統合失調症」患者の知情意の「再統合」を妨げる要因を定めて、できるだけそれを取り除いていくことが大きな課題となっている。もっとも、神田橋條治の「精神を無理に統一しようとして破綻する」という側面をも忘れないようにしたい。強迫的に統合を患者に強いる精神科医や周辺の人々がでてくるおそれがある。患者のなかにも無理な「精神統一」を追求しようとする人がでてくるおそれがある。精神の統合は、もっとしなやかで、矛盾を含み、「こころの放牧」をも許すものであると私は思う。

もう一つの大きな課題は、患者の病いにともなって普段よりこうむりやすくなっているこころの傷を最小限にすることである。

患者の過敏さ、傷つきやすさはつとに知られているのに、そのことをどれだけ過小評価してきただろうか。残っているのは外傷症状だけというケースが決して少なくない。「ドアがしまりカギがかかるときの音」の外傷性フラッシュバックはほんの一例にすぎない。これは医療関係者とともに家族、公衆、政治の課題でもある。

最後に、「統合失調症の軽症化」といっても、すでに慢性状態に入り込んだ方々の時間を取り戻すことはできない。軽症化といっても「失調」をおこす人の全部が軽症にとどまるという見通しもまだ確定的ではない。この人たちの生活の質（QOL）を高めるとともに、それだけでなく、こころの萎縮（ちぢかみ）を生み出した要因を一つひとつ辛抱強く取り除いていくことによって、本質的な改善がおこる可能性を考えていこう。[一]

## 苦悩に焦点を当てる

妄想の内容それ自体は、治療の第一番に考えなければならない目標ではない。治療の目標とされるべきは妄想をもつ人の苦悩である。妄想の内容がどんなに了解不能でありえようとも、妄想をもつ人の苦悩は決して了解不能ではない。妄想内容ではなく、妄想をもつ人の苦悩に焦点を当てたとき、そのときだけ患者は自分の気持ちが汲まれたという感じをもつといってよいと思う。

いかに〝妄想〟に馴れたように見える慢性期においても、患者はある漠然とした「きゅうくつさ」

を感じている。また、妄想自体よりもその反復再帰することの苦悩を「汲む」ことが急所である場合がある。絶望感――とり返しのつかない感じ、もうおそすぎる感じ――に焦点をあて、「私があきらめていないのにどうして君はあきらめてしまうのか」と声をはげましていう必要のあることもある。[二]

## 健康な日常生活に目を向ける

決して症状中心、病理中心で相手をみるのはいけない。健康な日常生活を中心にしなければならない。病理中心では、「自分の最低レベルで評価されている」と患者が感じても仕方ない。そこで患者が〝最高〟を示そうとしたら、妄想が強化されるかもしれない。

「自分は統合失調症患者である」「自分が聞いている声は幻聴である」――これは〝病識〟なんかではないと私は思う。強いていえば「精神医学に降参しています、帰順しています」という意味であろう。「苦しいところを通り抜けてきた。いまと違う。あれは病気だったんだ」というのが病識だ。あるいは「何かふだんと違う。これは医者に行かねばなるまい」というのが病覚だ。かゆいところは面積が広く感じられる。同じように、棘《とげ》が刺さっているように、幻聴が大きく感じられるとしてもふしぎではない。しかし、「健康なところもいっぱいある」ことを言わなければならない。[三]

## コラム　精神科の用語を使わないこと

精神療法とは、患者さんがいままで聞いたことがないような言葉を耳にして、「なんだろう?」と考えるようにすることであって、言葉の魔術で患者さんを治すわけではありません。患者さんの考えを広げて、自由にする。そのためには、「またか」ということは話さないことです。壁に釘を打つときに、同じところになんべんも打ったら固定しません。「別のところに釘を打つ」というのが大事です。

患者さんと話すときは、精神科の用語を使わないことが大事です。「幻聴」じゃなくて「きみの幻の声」と言います。「空耳というのもあるよね」とか。「いいえ、絶対に違う」と患者さんが答えてもそれでいいのです。言い合いはここでやめます。患者さんが考えはじめることが大切です。患者さんはしょっちゅう考えています。考えて考えて考えているのです。ただ独りで考えていて堂々めぐりになっていることが多いのです。面接や言葉かけは異物を入れて考えのぐるぐるまわりをちょっと外すきっかけをつくることです。サリヴァンは、「面接とは面接時間以外の二三時間（患者のなかで）働いているものである」と言っています。空耳とどこが違うかを考えること自体が、患者さんにとってプラスの意味になります。自分で否定して、なぜかと考えるから受け身でなくなるわけですね。[四]

# 一　「不安」と「あせり」をほどく

## テキスト

◆「不安」は、「警戒心」や「あせり」の一つの表現でもある。

不安はまた、しばしば身体の違和感や身体症状として自覚される。「あせり」のなかにも筋肉感覚が混ざっているかもしれない。だれでもあせっているときには独特の筋肉感覚があるだろう。「ゆとり」と「あせり」は筋肉的感覚でもある。(五)

◆「不安」と真正面から向き合うよりは「あせり」の側面から近づくほうが、抵抗も少なく、実りの多い結果になる。つまり、不安を尋ねるよりも「あせっているかどうか」「ゆとりがあるかどうか」を尋ねる方が理解されやすく、患者の安全保障感も保たれる。

「切迫焦燥感」は、「何かをしなければ」「何かを考えなければ」という、駆り立てるような切迫感である。極大の「あせり」ともいえる。一体何にむかってのあせりかは明確ではなく、思考よりも現実感覚として強烈に感じるものである。

要するに切迫焦燥感とは、安全保障感の元にこの世界に平和に定着したいという「心の平和」を求めるものであろう。(六)

サリヴァンは晩年の「精神医学の臨床研究」の中で、急性期の患者がもっとも希求しているのは「心の平和」だろう、といっている。おそらくそうであろう。(七)

◆あせりや不安は、簡単に周囲に伝染し、相互作用を引き起こすものだ。治療者もまたしばしばあせる。そして治療者のあせりはつねに有害であり、「押し問答」の場への近道である。そして、治療者のあせりは容易に患者をもその家族をも巻き込み、治療構造全体を潰乱させる。治療者も自己のあせりへの洞察が非常に必要である。「待つことができる患者は半分治っている」とは土居の言である。治療者も「待つ」ことができる必要がある。(八)

◆幸いなことに、余裕やゆとりも伝染力がある。患者の余裕感は家族など周囲の人々の緊張をおのずと解く力がある。治療者の余裕感も、むろん伝染力があり、治療的な重要性がある。回復の過程で患者の側に余裕感が兆しはじめたときは治療上非常に重要な時期であって、これからなお長い治療の道のりを通ってゆかねばならず、とくに挿間的に噴き上げてくる患者のあせりや、基底音のようにいつも存在する家族の焦慮に対してゆかねばならない。治療者は余裕感をもちつづけ、

患者をある微妙な距離を置いたいたわりの気持ちで注意を向けつづけることが重要であろう。(九)

◆また、回復過程や慢性状態のあせりは、一つの盲点になりうる。この時期のあせりは、あせりとして自覚しにくく、逆に社会復帰への意欲と誤解されやすいものである。

ようやく生まれた余裕感を、患者は急いで使いつくしてしまおうとする。長く欲していたものをようやく手に入れたとしたらあわてて使ってみたくなっても不思議でないであろう。私は、「ゆとりが生まれたらすぐ使いたくなるものです」と前もって伝えておく。「あせりを自覚するほどのゆとり」が生まれてから、「ゆとりを手許においておける程のゆとり」までの道のりは長く、一般にあせりとゆとりを繰り返しながら次第に奥行きの深い「ゆとり」となってゆくものである。(一〇)

◆退院や仕事を急ぐとき、「それはあせりのためですか、それとも余裕ができたからですか?」とたずねることは無駄ではなく、内省への糸口となる。「あせっているか」「ゆとりができたか」と、この自己評価が可能になるとそれだけ悪化や再発から遠ざかることができる。(一一)

◆疲労とあせりの関係と「あせり」と「ゆとり」のパーセントを問う。「医者まであせっちゃお終いだからね」というと笑う患者が多い。

患者のあせりと疲労感は、全般的で一様な目鼻のないものから、次第に出来事に関連するようになる。そうなると「決断」がもっともエネルギーを要し、疲れを誘うようだ。「決断」ができるようになると健康を九割方とりもどしているとみてよいことが多い。しかし、大きな決断を治療中に行うのは「今はもったいない」と言ってきた。「ここまできたのだから冒険するのはもったいない」というのが初歩的な使い方であろう[一二]。

統合失調症者は一般に高い感覚性を持っている。余裕やゆとり、あせりなど、これらの共通感覚は、その高い感覚性に支えられて洗練されたものとなり、またその覚知性を保持することによって再発を遠ざけることもできるであろう。

十分な余裕の再生を待つことによって、患者自身が職業などの人生の重大な選択もできるようになる。余裕感に先立ってあせらせせつつ仕事や生活に復帰させせてはいけない[一三]。

◆「余裕感の中で憩う」ことは、治療の目標となりうるのであって、私は「あなたが何かをしてもよいが何かをしなければならないと追い立てられないだけのゆとり、何をするか、何をしたいか、何をしたくないのかを考えるゆとりをもつことを目標にしようと思うが、いかがでしょうか」と話す。「それからはあなたの自由である」とも。実際それ以上は個人としての患者の人生への過度の介入であり、それは患者に一つの脅威あるいは陥穽と感じられうると私は思う[一四]。

## 体験ノート　発症前後の「あせり」と「ゆとり」の変化

【綾】発症前はあせりが百パーセントでゆとりがなかったが、現在は十パーセントくらいに下がったように思う。発症前は、決まらない仕事や人間関係や生きることなどにあせり、周りに迷惑をたくさんかけたが、がんばっている、努力していると思っていた。現在はほとんどあせることなく日々を過ごしている。がんばりや努力は、ゆとりの気持ちの中でやってこそ結果が出ると実感している。どんな出来事も前向きにとらえること、リラックスできる時間を作ること、規則正しい生活をすることが私の対処法である。

【有川】発症前はあせりが九十パーセントで、あせりの状態が普通だと思っていた。常に緊張状態で生きていたような気がする。再発の後、ゆとりが大事だと思えるようになった。現在あせりとゆとりが半々くらいで、肩の力が抜けて良い感じである。ゆとりをつくるために、食事時間を大切にしている。テーブルにランチョンマットを敷いて、音楽をかけながら食べている。ほかには、時には昼寝もするが自分を責めないこと、まめに部屋の掃除をして無駄なものを置かないこと、テレビよりラジオをつけることが、あせり防止につながっている。

【エピンビ】発症直前は、「あせり」の自覚がなくいっぱいいっぱいであった。現在もあせりが少々増加中。ゆとりとのバランスは半々くらい。一時的なものと考えているが、背景になんらかのあせりの土壌、構造があると思う。自分ができる範囲内のことで満足すること、誇大な夢想に固執しないこと、蜃気楼は蜃気楼として少なくとも片足は現実の生活に接地すること、なるだけ地道に生きることがあせり防止につながっている。

【緒田】発症前はあせりのかたまりだった。極度に精神的に追い詰められて急性期の絶望状態を経験した。現在は極めて規則正しい生活を送っているが、この「規則正しさ」がくせ者で、時間やノルマに追われてゆとりを失うが、充実感を得るには仕方がないと諦めている。私にとってのゆとりとは、死後の霊界生活の準備がこの世でできていることである。そのために毎朝聖書とスウェーデンボルグの解説書を百ページ以上読んで忙しいが、精神的なゆとりを持てている。

【サトル】発症前は、幻覚の世界はそのまま「死」につながるものだと考えていたため、あせっていた。入院というものがどういうものかも知らないまま保護室に入れられ、「これが自分の最後か」と幻の声の飛び交う中うなだれて過ごした。閉鎖病棟に移ると、時計もなく、時が止まったかのようだったが、ある種のゆとりの時間でもあったと思う。今でも仕事のない日は部屋でうなだれて、ボーッと過ごす癖がついたが、「ここであせってはいけない」と自分に言い聞かせている。筋トレをして過呼吸を起こし救急車で運ばれたことがあるからだ。ゆとりは自分を休憩させるための優しい荒療治なのだ。今は、時計をこまめに気にするとゆとりもあせりに変わるので、おおざっぱに気にするようにしている。入院期間中に染みついたゆとりを、退院後もうまく活用している。そうでなければ私は潰れてしまうだろう。家族も理解してくれて助かっている。このゆとりのペースは、統合失調症患者に必要だと考えている。

【星礼菜】発症直前、仕事で納期に追われ、生きるか死ぬかを考えるほどあせっていた。仕事に百二十パーセントの力を出し、体は筋肉痛で痛みがひどかった。自分のしたことに対して罪悪感があった。現在は八十パーセントぐらいの力で仕事をし、家事や勉強をしている。二十パーセントはいざというときや明日のために残しておく。「もう三十八歳か」と思うのと「まだ三十八歳だ」と思うかでゆとりとあせりに違いがでてくる。ゆとりは不確実な未来を信じることができるかどうかにかかっていると思う。信じることは自信につながる。ゆとりを得るために、寝る直前は頭を空っぽにしている。朝は、起きる三十分前に目覚ましをセットして、鳴った後、三十分間布団の中でうとうとしているとゆとりを感じる。

【のせ】発症前は、大学受験であせりが八、ゆとりが二という感じだったが、現在はあせりが少し減って、ゆとりが出てきた。知り合いから「オレは毎日十二時間働いているんだぞ」と聞いて「大変だな、病気にならないかな」と心配になった。私は一日一時間という超短時間労働でいっぱいいっぱいだが、自分の苦労は屁みたいなものだと考えるようになった。

早く彼女を見つけて、両親や祖父母が生きているうちに結婚式を挙げて子孫を残さなければならないというあせり、両親とうまくやっていけるような嫁さんを探さないといけないというあせりは常にある。彼女がいなくて気楽なものだと思えないところが悲しいところである。調子が悪いときはリラックスどころではないが、調子がよいときのリラックスのコツは、「リラークスー」と心のなかでリズムよく唱えること、入浴する時に入浴剤を使って入浴を楽しむこと、できるだけ歩くことである。

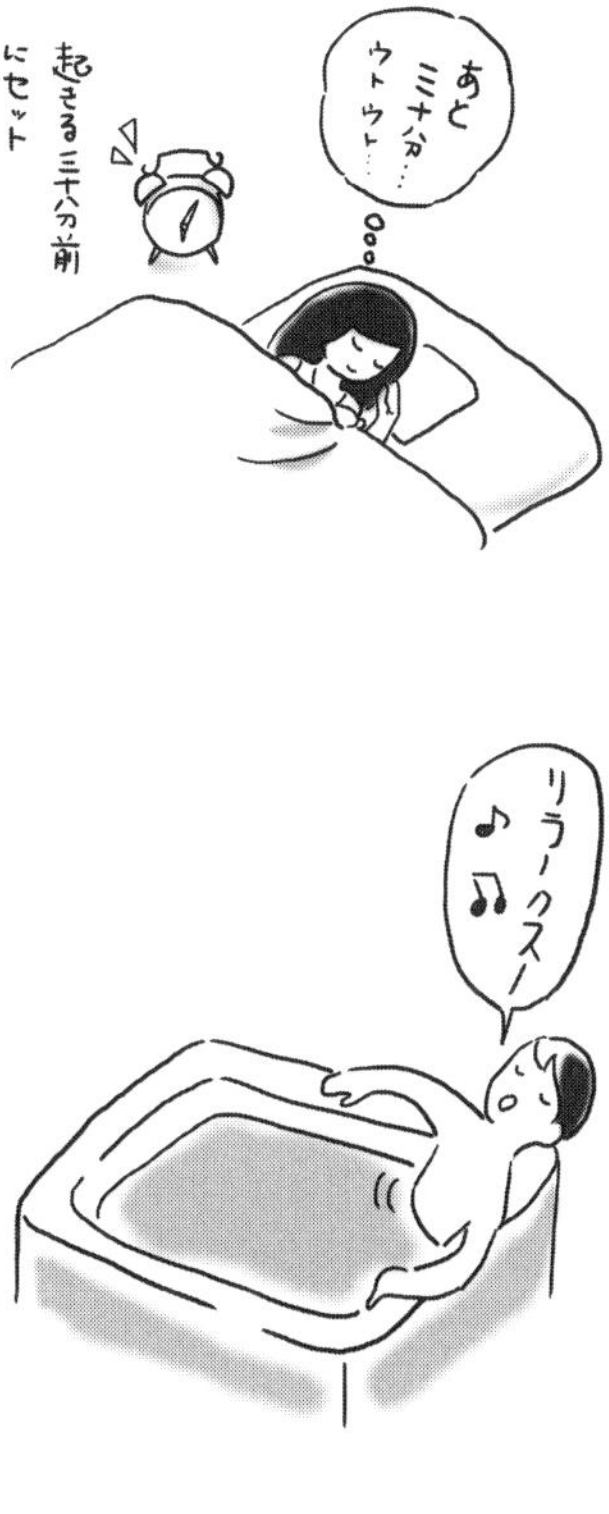


図1　リラックスの方法

# 二—㈠　幻聴をほどく——幻聴の聴き方

## テキスト

◆急性状態では幻聴と一体になっているが、回復が始まると幻聴との距離ができて、ここで幻聴を訴えることが多い。幻聴はしだいに、さまざまの声から単調な言葉のくり返しになってゆく。これはさまざまの声の叫び合いよりも少しはましであり、何よりも一つの言葉が一つの意味しかもっていないのがありがたい。患者をほっとさせる暗闇の灯、しかし誘惑の灯である。孤立した状況にあるほうが幻聴は残りやすく、また聞きだそうとすると強まる。(一五)

◆日本の精神科医、森田正馬は「森田療法」を開発した人であるが、「精神交互作用」ということに気づいている。これは平たくいうと、注意を向けるとその現実は注意から力をもらって強くなり、強くなるともっと注意が向くという悪循環のことである。(一六)

幻聴の有無を絶対にたずねないこと。話してきても興味深げに膝を乗りださないこと。幻聴は

「自己所属感を失ったひとりごと」で、繰り返しが多いのは、同じものが二度とあらわれない世界のなかでの自己治療的試みだからかもしれない（多くの「症状」は背後に「治癒過程」を秘めている）。

ひとりごとである証拠にノドの筋肉はかすかに動いている。ノドを押さえると一時止まることがある。しかし、この実験は一回限りである。(一七)

◆患者の語ることに中立的立場で耳を傾けることはよいが、「それからどうなるの？」「なぜそうなるの？」「これとこれはどういう関係にあるの？」「矛盾していない？」と聞くことは患者を困惑させ、妄想型への道をひらく。論破しようなどとはとんでもない。もしたずねられたら、「自分は経験していない……フシギだね……」という〝事実〟は伝えてよく、さらに聞かれると、「えー、うーん、言われてみるとそんな気もするが、まさかとも思うし、さあ……」というような言い方がよい（サリヴァン）。(一八)

## 体験ノート

# 誘惑の灯としての幻の声

【綾】周囲から孤立していた時、幻の声ばかり聴いていた。自分の世界に入れば入るほど、幻の声が自分の世界に彩りを与えてくれる。私は、周囲からの孤立や不安から逃れるために、幻の声を使って自分の世界に入り、現実世界の自分の現状を忘れようとしていたのだと思う。

【有川】幻の声は孤独を救ってくれた。声の主と友だちになればなおさらだ。聴こう、聴こうとすればするほどよく聴こえ、のめり込んでいった。生きることにゆとりが生まれ、医療を信じられるようになったとき、幻の声は消えていった。聴きたくてももう聴こえない。

【緒田】幻の声には確かに誘惑の灯という側面があり、幻の声のない生活はもはや考えられない。自分で呼び込むこともあるが、「オレだ、誰だか当ててみろ」と外からくるささやきもある。悪霊からの声は聞き流し、天使からの声は楽しむ。私はそれらの声に基づいて小説を何本も書いた。

【サトル】「オレの言うことを聞かなければ殺す」と聴こえていたので、私は〝声〟に従った。「電車に乗り、あの町へ行け」と言われればそこに向かい、衣服も体もボロボロになるほど山の中の険しい道なき道を歩いたこともある。〝声〟は向こうからやってきて聞かざるを得ない状況だったので、いくら遠ざかろうとしても決して逃げられなかった。その一方で、沈黙が三十分でも続こうものなら、どう動いていいか分からなくなり、沈黙に向かって〝声〟を促すこともあった。

**【星礼菜】**「強い不安や恐怖、孤立が幻聴を生み出す」という中井先生の言葉は、私の状況の解説のようでとても腑に落ちた。不安をたとえていえば、ボロボロの吊り橋の真ん中にひとり立っているようなものだ。動こうとすると揺れてきしむ。恐怖で足がすくんで動かず、誰かにすがろうとしても誰もいない。すがる相手として現れたのが幻の声だったのだ。幻の声は消えていったが、恐怖の記憶はぱっとよみがえることがあった。

**【のせ】**幻の声をなるべくプラスにとるようにしている。「のせ」と聴こえてきたときは「しっかりしろよ」という意味だととらえている。テレビからも自分のうわさ話がよく聴こえてきて気分が滅入っていたが、テレビを見なくなって楽になった。

## 二―(二)　幻聴をほどく――経過からみる

### テキスト

◆第一期　亡霊のざわめき

発病前後のざわめきとも声ともつかぬもの。

私は発病期の幻聴を「亡霊のざわめき」と言っている。ウィトゲンシュタインという哲学者が、一九一三年に先生のラッセルに宛てた手紙で、「亡霊のざわめきが、いまちょうどやんだところです。また勉強を始めなければなりません」と書いているのを、悲壮な思いで読んだことがある[一九]。

「ときどき雑音が〃ねじれて〃声になります」というような、発病のときにはそういう感じがある[二〇]。

世界全体が闘っているという感じ、考えが無限に延びて分岐してゆきコントロールを失いつつあるという感じであろうか。「頭の中が騒がしいですか?」(星野弘)「頭の中が忙しいですか?」(神田橋條治)と尋ねることは無害である[二一]。

幻聴第二期——世界全体が叫びだす

第二期は急性期で保護室に入っているときに聞こえるような幻聴である。「世界全体が叫びだした」感じであろうか。

幻聴第三期——精神に「自由」が回復してくる

極期を過ぎると、幻聴はしだいに力が弱まり、自由連想的なものからだんだん同じことばのくり返しになり、わずかな内容に絞られてくる。繰り返しの方が楽だが、今度は抜けにくくなるというワナがある。

幻聴四期——内容が絞られてくる

第四期には、幻聴の内容はだいたい何か一つに絞られてくる。それから先は状況との関係によって違う。入浴中、朝の寝床、寝る前のリラックスしたとき、あるいは急に静かな環境に移ったときに幻聴が聞こえたら、それは消える前兆と伝える。(二二) 体力、気力、士気の回復とともに症状は薄らぐので、看護・医療では、患者の疲労などの関連に気づくことがポイントである。

## 第五期――間遠になる

症状を通過した後も、過去のショッキングな事件のときの現実の声がなまなましく、そのとおり聞こえることがある。これは統合失調症の人のこころの傷をあらわしていることが多い。こころの傷と関係しているかもしれないことを告げるのは、タイミングが重要である。この時期は、体力、気力、士気の回復とともに、症状が薄らぐというよりも間遠になる[二三]。

◆幻聴をラジオの混線みたいにひとごとと感じている場合は、統合失調症の幻聴ではないかもしれない。外傷性の幻聴が統合失調症の幻聴のなかに混じっていることがあり、それだけ残ることさえある。これは、過去の現実の声がなぜかいま生々しい臨場感をもって聞こえてくるというかたちだが、本人はそう感じていないことが多い。本人には幻聴などはじめての体験であるから。外傷性の幻聴は抗精神病薬を多量に使っても消えない。薬でいえばクロキサゾラムのようなマイルドな抗不安薬がよいだろう[二四]。

## 体験ノート　幻の声が薄らいでいく過程

【綾】物心ついたころから、幻の声は聴こえていた。私はそれを、「妖精の声」と思い、一人一人に妖精がいて、みんな声が聴こえていると思っていた。声に反応してにやにやしていると、同級生から「気持ち悪いやつ」といじめを受けるようになった。

高校を卒業した朝、目が覚めたら、妖精が「お前はだめな人間だ」と悪口を言いはじめた。それから悪口が激しくなり、心を閉ざすことで自分を守ろうとした。一言も話さなくなった私を心配した母が病院に連れていってくれて入院となった。診察でも一言も話さなかったので「うつ病」と診断され薬が処方されたが、声がおさまることはなかった。

退院後、訪問看護を受けていたとき、看護師が何か感じたようで、「もしかして声が聴こえるんじゃないですか」と聞いてきた。「昔から聴こえていますよ」と答えると大騒ぎになり、二回目の入院となった。入院中に薬ががらっと変わり、妖精はいなくなった。

退院後も聴こえてくる雰囲気は続いていた。幻の声が聴こえそうな雰囲気のとき、ヘッドホンをして音楽を聴くと、その雰囲気もなくなっていった。幻の声は完全になくなったが、思春期まで聴こえていた妖精の声は、私の妄想力を育ててくれた。それをもとにファンタジー小説を書いたら、ある文学賞の新人賞をとれた。

【有川】東京でひとり浪人生活をおくっていたとき、友人からの電話中に突然、「悪魔がくるよ」と聴こえた。電話を切り、アパートから逃げようとすると、「黒いものは魔が憑きやすい」と聴こえた。近所のスーパーで安物の白いスエットを買い、長い髪を切り刻み、冬の雨の降る夜、東京をひたすら走った。ビニール傘は壊れ、びしょ濡れだった。声をかけてくる親切な女性たちも悪魔の使いに思えた。やがて東京湾につくと、すごい力で海の中に引き込まれそうになった。

歴史上の人物や、知っている人や知らない人、動植物からも声が聴こえ、世界中が叫んでいた。駅から降りて街を見ると、原爆で溶かされてしまった街や人の姿の幻視も加わり、東へと逃げた。意識が途切れ途切れで、なすすべがなかった。

退院して島に帰り、幻の声を逐一文章化した。文章にすることで内容が絞られていった。ある日、〈ワタナベ〉と名乗る幻の声の男性があらわれ、ほかの声は背景に退いた。彼と対話するうちに自然界からの声は聴こえなくなった。

もう再発はないだろうと思ったころに受験勉強とダイエットをはじめた。だんだん食事と睡眠がとれなくなると激しい声が再発し、薬を飲まなくなった。心配した父は故郷へ私を連れ帰り、私の薬を管理して飲み終わるまで見守ってくれた。最初は「毒が入っているぞ。飲むな」という声の指示通り抵抗したが、薬を定期的に飲まされることでいつしか眠れるようになり声は静かになっていった。薬以外のことで何ひとつ叱らなかった父に、今ではとても感謝している。

【星礼菜】人間関係がうまくいかず、職場を辞めた。職場からの帰り、駅にいると突然スピーカーから知っている人の声が聴こえた。その内容は私を擁護するもので涙が溢れた。その日を境に、寝ても悪夢にうなされるようになった。幻の声は絶えず聴こえていたためテレパシーが使えるようになったのでは、と疑った。

幻の声の主は誰なのか。その秘密を探ろうとして家を飛び出し、声のする道端に立ち尽くした。秘密が解けるのならすべてを捨ててもよいという覚悟で、恐怖に震えていた。しかしいつまでたっても声の主は現れず、代わりに警官が現れ保護された。警察署で女性の警察官に幻の声との対話で作り上げた物語を打ち明け、最後に「死にたい」と訴えた。そのとき正直に言ってよかった。病気の発見につながった。

幻の声はひとりでいるときに聴こえていたが次第に薄らいでいった。入院生活でだれかと一緒にいる安心感が軽減につながったように思う。

幻の声は、上司や自分に対する不信、生きる不安などの悩みに関係していた。幻の声は私を慰めたり、けなしたりしたがネタがつきると消えていった。幻の声に限らず、今まで人の言葉の言いなりだったが、幻の声の消失とともに、はじめて自分の声を取り戻し、新しく生まれ変わった気がした。服薬を確実に行い、睡眠を十分とるようになってから幻の声が消えた。今、安心できる職場で働いているので、環境を整えることも大切だと思う。

## 二―(三) 幻聴をほどく――平和共存する

### テキスト

◆症状はあっても、その症状との平和共存の度合いが患者さんによってずいぶん違っている。(二五)

ある患者さんは高校のときからずっと幻聴があったのだそうだが、入院したときに「幻覚・妄想自体はいまとそんなに変わらない」と言った。では何が変わったんだろうねと聞いたら、「それに耐える力です」と。世の中にはいろいろな人がいる。幻聴をおもしろがって笑っている人もいるし、幻聴を聞きながらそれに耐えて農作業をしている頑丈なお百姓さんにも出会ったこともある。そうかと思うと、最初に幻聴がちょっと聞こえただけで精神的につぶれる人もいる。ただ、こちらが弱いと決めつけてはいけない。以前起こったときも同じかたち、同じ内容の幻聴で始まったという場合は特にそうであろう。

幻聴への対処法として外に出す方法もあるが、逆に中に溶かし込む方法もある。リラックスするようになると弱まる。自分が特別な人間でないと考えるとふしぎに静まる場合もある。(二六)

## 体験ノート

# 幻の声との付き合い方

【緒田】ある女性に恋をして、彼女の声がテレパシーとなって聴こえてきたころ、別の幻の声が聴こえてきて、自分がイエス・キリストの再臨だと思い込んだ。霊に完全に憑依されて操り人形状態になり、幻の声の命令に従って行動した。このとき人間は極限の恐怖状態では叫べないということを知った。薬や注射で頭がぼんやりとなり不愉快だったが、声に支配されない時間を得た。声に支配されない時間が増えると、振り回されていたはずの幻の声に冷静に対処できるようになった。服薬を欠かさないことが余裕をつくってくれた。

次第に声の内容は宗教的なものに絞られてきて、「お前は主イエス・キリストの生まれ変わり、主の再臨だ」という幻の声を信じ込んでホームページを作り、「私はイエス・キリスト本人である」と頑固に主張した。そのことが間違っていたと自覚したとき、罪の重さから自殺未遂をしたが死にきれなかった。その後はひたすらイエス・キリストを信頼し、声を分類してコントロールしながら、十戒に基づいた悔い改めの生活を送っている。

【栗】バイトを掛け持ちして朝八時から夜十一時まで働き、だんだん眠れなくなるなか、ある朝ゴミ捨てに行くと、誰もいないのに「あの子だよ」という自分を指す声が聴こえた。声がエスカレートし、身の回りで不思議なことが起こりはじめた。今まで見てきた戦争映画や経験した出来事が混ざりあって、〝聴こえ〟〝見え〟た。爆弾が落とされる音や光景に恐怖で混乱状態に陥った。身内から悪口を言われているような声も聴こえ、心が傷つき、死ぬことで逃げようとも思った。

親戚六人に抱えられて精神科病院に連れていかれて入院となった。診察室から病棟に連れていかれるときに、お腹と手を拘束されていたが、自分を抑えられないことが恐怖で「足も拘束してください」と申し出た。閉鎖から開放病棟に移ったら、お互いに思いやる雰囲気があり、ぐっすり眠れて、幻の声が少しずつ減っていった。同室の女性たちがやさしく接してくれたのがよかったと思う。

退院時は、人と関わりすぎないことや門限を主治医と身内と取り決めた。反発して門限を破ろうとすると、「門限を守らないといけないぞ」という幻の声が聴こえ、行動を戒めてくれた。監視されている圧迫感はあったが、悪化につながらないようにしてくれた。私はこれを〝お助けの声〟とよんでいる。

睡眠と食事に気をつけた規則正しい生活で、お助けの声以外、聴こえなくなった。「愛する人、大切な人に対して接するように自分を大切にすること」を心がけて行動したことが回復につながったと思う。幻の声は自信のなさに忍び寄ってくるので、自分を褒めることが大切である。

【サトル】専門学校に通いながらアルバイトをしていたとき、室内にも関わらず、冷たい風に吹かれている幻の触覚に襲われた。次第に目に映るものすべてが恐ろしくなり、四六時中激しい動悸に見舞われ、寝ているときに胸の上から無意識に心臓をえぐり出そうとする異常な行動をとるようになり、精神科に通うようになった。しばらくして窓の外から同級生の声が聴こえた。同級生の家へ確かめにいくと、彼はすでに実家を離れていた。しかしあまりにハッキリ声が聴こえるので、幻の声と現実の区別がつかなかった。怖くなり、海や山へ行ったりして、とにかく声から逃げようとした。「お前を殺す」の声から、自分の身を守るために必死だった。親が病院に連絡して、そのまま閉鎖病棟の保護室へ直行だった。保護室では、自分の考えていることに対して「その通りだ」とか「今さら気がついたか」などの声が返ってきて、衣服を脱いで裸になるよりも丸裸になる感覚だった。一度開放病棟に移ったが、すぐにまた閉鎖病棟に移された。

少しずつ声が聴こえなくなり、再び開放病棟に移ると、外出許可をとり毎日外へ出た。近くの本屋に通ったが、うまく文章を読めなかったのでファッション誌などの写真を眺め、幻の声から自分を遠ざけた。声が弱まってくると、雑踏の流れに身をまかせてみた。肌で人混みを感じる心地よい体験は回復に役立った。

現在残っているのは、通勤中のバスで聴こえるラジオの雑音のような声である。幻の声への対処で役立ったのは、「慣れ」と「諦め」である。「幻の声が聴こえると病気だから人前に出ない」といった頑なな気持ちを捨て、「また聴こえても受け流せばいい」と受け入れるようになったら心の余裕が増え、行動範囲が広がった。また、幻の声は聴き取れない音量で聴こえてくるので、意識して聴こうとしないことが軽減につながった。

## 二―㈣　幻聴をほどく――内容で分類する

### テキスト

◆患者側からみて幻覚や妄想のつらさを決めるものは、強度もあるが、内容も大きい。フランスの精神科医アンリ・エイは、幻聴の多くは共同体から疎外される恐怖をあらわしているといっている。幻聴を内容で分けると、

①「殺す」などの脅迫的幻聴。

②「バカ」その他、差別感による軽蔑・嘲笑の幻聴。

③おだてるような、あるいは棚からボタモチ式の幻聴。「三億円やる」「松下の養子にしてやる」「おまえは大スターだ」。被愛妄想もここに入る。

④あたたかい支持的な幻聴。「毎朝出勤のとき、となりのおじさんが『だいじょうぶだよ』と言う」など。

①は恐怖と関連している。「あなたはそう思えないかもしれないけれども、本当はだいじょうぶ

だよ」という意味のことを告げる。②は、「けしからん」といっしょになって怒ってもよい。「私はそう思っていない」をつけ加えるのもよい。③は、一見よいようだが、患者には「おだてられてストンと落とされる」「ワナにはめられる」恐怖もある。④はおだやかな人柄の人に多く、一般に予後がよい。④の例にあげた幻聴は、都会にでてきたばかりのＯＬの「心細い」気持ちがすなおにあらわれていた（二七）。

◆患者同士で幻聴の話をしても大丈夫である。他人のことは分かっており、他人の幻聴の話には「あいつは馬鹿なことを言っている。そんなことはあるわけない」と言うが、しかし「きみは？」と聞くと「私の場合はほんとうに聞こえてくるから仕方ありません」と言う。実感は論理より強し。それは当たり前である。論理は間違うことがあるが、実感のほうが間違うことは少ないということが、われわれの経験ではないだろうか。

それにしても、幻聴や妄想というものをそれほど嫌わない患者がなぜ多いのか。これは重要な点を含んでいる（二八）。

## 体験ノート — なぜ幻の声を嫌わないのか

【ウナム】私に聴こえるのは幻の声ではなく、〝音〟である。テレビのピー音のように、人の話す言葉に重なって聴こえる。自分にとっての放送禁止用語に〝音〟が重なるのだと感じている。

【緒田】私は、中井先生の「幻聴や妄想というものを嫌わない患者がなぜ多いのか」に答えるために幻の声を次の四つに分けた。

①自分の行動や考えをチェックする幻の声（「トイレに行け」「ほら、ご飯を食べた」など行動を先回りしたり実況中継する声、苦手な人から「お前のことは嫌いだぞ」と聴こえる声、など）
②テレビから聴こえてくる幻の声（ニュースのアナウンサーから聴こえる自分のうわさ話、など）
③歴史上の人物が語りかける幻の声（プレスリー、ジョン・レノンなどの音楽家、ナポレオン、仏陀、アインシュタインなどの偉人、太宰治、松本清張、手塚治虫などの作家の声）
④生命や救いなど宗教に関する幻の声

①は聞き流すか、職場の場合は上司に確認する。②はテレビを見なければよい。③は対話を通し

て有意義な時間となっている。④は、私の根幹の幻の声で、長い間見分けがつかず苦しめられたが、次のように分類し、対処したら楽になった。

a　もし内側からの声で、私の自由を阻害しないやり方で話しかけてくるならば「天使」

b　もし「俺たちって神なんだよね」と見え透いた嘘で話しかけてくるならば「悪霊」（地獄に入っていない霊たち）

c　もし強制的に命令してくる声ならば「悪魔」（自分だけを愛し、隣人を憎んで悪をなす者ども）

d　もし自分の信念と異なり悪をなすよう話しかける声ならば「悪鬼」（誤った信念から悪をなす者ども）となる。

aの天使の声は強制がなく、私の自由意思を尊重してくれ相談もできるので大切にしている。bからdの声は、少し尋問をするだけで分かるようになり、相手にしないよう聞き流している。現実生活で善をなすと守護天使が増えるので、善をなす生活スタイルとなった。善とは、貯金、読書、仕事、親切など現実に即した行動である。幻の声が消えない人は、幻の声を仕分け、現実生活に役立つように幻の声を育てる必要があると考える。

# 二―(五)　幻聴をほどく――消えていくときの対処

## テキスト

◆「幻聴が消えても大丈夫か？」ということは、必ず何度も確認する。
「ひょっとしたら、あなたが幻聴と言うものは消えるかもしれないが、消えても、きみは大丈夫かね」と。つまり「さびしくならないか？」「ずーっと馴れたものと別れるのはさびしいものだよ。大丈夫ですか？」と聞く(二九)。

幻聴は「あ、だいぶ前からなくなっている」と、自然に、かさぶたのように消えるのがいちばんよい。消えることがあるのを予言することによって幻聴が永遠に続くと思わなくてよくなる。そして「幻聴が消えても大丈夫か？」と何度も念を押すことによって、じつは消える実現性も高まる(三〇)。
◆幻聴は消えてもさびしくないときに、おのずと消える。逆に、情報から遮断されているときには、幻聴はいつまでもある。

　ある大学生はクロキサゾラムつまりセパゾンで幻聴が消えたが、そのときに彼はこう言った。「たしかにこの状態が続いているあいだは苦しい。しかし薬で消えたときには、また起こりはしないかという恐怖が私を占める」と。パニック障害などにある「予期不安」が、幻聴の場合にもある。私は、幻聴を薬で消せばいいというものではないと教えられた。[三一]

◆二十年以上入院している、おじいさんの患者がいた。奥さんは亡くなっていたが、「奥さんが生きている」という情報がテレビから入ってくると言う。「きみはそのコンピュー（彼はテレビをコンピューと呼んでいた）が言っていることをほんとうだと思うの？」と聞くと、「いや、ほんとうかどうかわかりませんが、ほかに知る術《すべ》がないじゃないですか」という答えが返ってきた。

　私は「そうだねえ……」とため息をついた。夫人の生存については「そうだったらどんなにうれしいことだろう……けどね」と、かすかに現実をにじませながら答えた。哀切な話である。[三二]

## 体験ノート

# 幻の声が消えて思うこと

【綾】小さい頃から幻の声が聴こえていたので、それが当たり前だと思っていて、異常なことだと疑うこともなかった。服薬を開始し聴こえなくなった直後は少し物足りなさを感じて寂しかったが、今ではまったく聴こえないので、それが当たり前になってきた。寂しさは感じていないし、聴こえることが異常であることも理解できるようになった。

【有川】医療に不信をいだけばいだくほど、幻の声を信じる気持ちは強くなる。医療や周囲の人を信じられるようになって幻の声は薄らいでいったが、幻の声は私の孤独が作り上げていたのだと気づいたときのショックは大きく、死のうと思った。死なずにすんだのは父や周囲の支えのおかげだった。幻の声が消えていく過程で大切なことは、信頼できる人がそばにいてくれること、声が消えても安心して暮らせる生活を用意しておくことだと思う。

【栗】幻の声がないことはいいことだと思う。私自身が成長し、幻の声を受け入れたからだと思う。再スタートできる準備が整ったと思っている。

【サトル】回復した現在は、聴こえていたころの声があまりにハッキリしていたためフラッシュバックが起こることがある。実際には聴こえていないのだが、ハッキリ聴こえていた記憶が今も自分を苦しめている。幻の声が完璧に聴こえなくなれば、世界は、幻の声が聴こえなかった以前の世界より深みがあり、素晴らしくなるのではないかと思う。

【星礼菜】幻の声が聴こえなくなったのは入院中のことだった。幻の声が聴こえていたころはひどい人間不信だったが、親の支援や医療者のあたたかい見守りと適切な声かけ、他の患者さんたちとの小さな付き合いのなかで、人を信じる、頼るということが少しずつできるようになっていた。「人は自分の知らない一面を気づかせる」ことに気づき、人とのつながりを通して自分を受け入れる作業を行った。幻の声は隠された夢や欲望を暴いていた。だが、失職したとき、その痛手で苦しむ私を声たちがなぐさめようとしていたのかもしれない。声は救助信号であり、誰にも気づかれずそのまま海に飛び込もうとした私を止めてくれた。幻の声が何だったのか、その整理をすることが今の自分の生活や仕事に役に立っている。

【のせ】自分の思いが声になって聴こえていた。思いと幻の声は別物だと気づいた。しかし思いがなくなったら悲しいだろうと思う。

# 三　妄想をほどく

## テキスト

◆妄想と一体化しているときには何も言えない。妄想と一体化したら言葉にならない。「過去を振り返って」というかたちでしか、言葉にならないことがいくつもある。妄想もその一つだ。振り返ってはじめて言葉になる。そういうときは、「おお、話せたね。そういうことだったの。そうだとしたら、ふしぎだね」「ふしぎですけど、そうなんです」「そう、ふしぎだねぇ」というくらいのやりとりでよいと思う(三三)。

◆妄想は、平板（一本調子）な音調で語られることが多い。患者にたいして、少し大げさなくらいの生き生きとした音調や表情や身ぶりで応答することは、患者が妄想から脱け出すきっかけを徐々につくっていく。「えーっ、きみーっ、それーって何のことぉ？　ほんとうならたいへんだけどね!!」というふうに。患者が閉じこもっている殻を破る力をもっているものは、理屈ではなく、

生き生きとした音調や表情や身ぶりである。私たちは子育てのとき、そうしていないだろうか。[三四]

◆回復の初期に特に医者が間違いやすいことがある。カルテを見ると、この時期に妄想を語ることを「妄想の再燃」とよく書いてある。そうではない。妄想を言葉にできるくらい妄想から距離ができたのだ。妄想を総括して、まとめて捨てて、どこかへ行く。その準備の時期である。[三五]

これは以前も強調したことであるが、妄想とか幻聴というのは、たぶん外に目を向かせるための生命的な一つのトリックなのだろう。というのは、形のない恐怖に直面するというのはものすごく怖いものであるから。まったくの暗闇を歩くのは怖いが、ちょっと何か見えたら、すがりたくなる。それと同じだろう。幻覚や妄想も独り言と同じように、必死に脳が整理しているように思う。[三六]

◆妄想から抜け出すには、不安を減らすだけでは足りない。妄想自体にかなりの不安減少作用があり、患者はもっと大きな不安から妄想の力で現状に達しているからだ。妄想から離脱する条件は、いっそう不安の少ない状態かその状態を予見できることであろう。

私は、よく、かくかくのこと（妄想的であろうとなかろうと当時の問題）がなかったら、自分がどうするかが想像できるかどうかを問う。あるいはなくなった時の気分を呼び起こすことができるかを。治ったら何かよいことが予見されていないと治りにくいのは、妄想にかぎらず、身体病でもそうであろう。治療者にも、患者が患者でなくなると得られる（患者にとって）良い状況というものが見えてこないうちは、治療者は事態の根本的改善を図るよりも、さしあたり患者が今より居心地よく日々を過ごすことを目標としたほうがよい。でなければ、いかに精神療法に気をくばっても、途中で双方ともに疲れ果ててしまう。目標までの距離のわからない道のりを歩くのがひどくつかれるのと同じことだ。[三七]

◆一般に患者が幻覚や妄想を語るとき、周囲の人は「中立的な態度」がよく、「ふしぎだね」という感じで対するのがよく、「私は経験していない」とか、「いつまでもつづくとはかぎらない。ただ、あなたがそう思ってしまうと、つづく率が高くなる。いつまでもつづくとは思わないで」と付け加えてもよい。

　ただ自傷他害のおそれを感じさせる幻覚・妄想にたいしては、「ひょっとして間違っていると取り返しがつかないから、実行しないことを勧める」と言う必要がある。だれでもそうであろうが、とくに患者は「取り返しがつかない」ことを恐れる。これはくり返し告げることだ。[三八]

◆患者への語り方としては、「もしＣＩＡがあなたを迫害していたとしても、ここまでは追いかけてこないだろう」というような表現がいい。「もし……ならば」というふうに「ｉｆ」を使う表現のほうが、やわらかだ。「もうＣＩＡは追いかけてこないよ」と言ってもいいかもしれないが、患者の考えを育てる言い方は「if」であろう。

「もし……ならば……であろう」という言い方は面倒くさいようでも、けっきょくは時間と労力の節約になる。患者さんが「もし……ならばどうであろう」という考え方をするようになるということは、それ自体が大きな進歩だ。これは薬ではつくれない達成である。

こういう、やわらかな言い方は大切だと思う。「ああ、きみが幻聴というものね。ああ、そう」というような感じだ。そして、「もし幻の声がそう言っているのだったら、それはとてもつらいだろうね」「ぼくは経験していないからわからないけれど、でもふしぎだね」と言う。

患者は、ストレートな考えしかできないために病気になっている面もあるので、「こうかもしれないけれど、ああかもしれない」というのはエネルギーが要る。ストレートに一つのことを考えて言うだけならまだしも楽で、エネルギーが少しで済む。(三九)

◆シェイクスピアの戯曲の『ハムレット』に、主人公の王子がお付きの哲学者に「ホレイショ、天と地にはお前の哲学では解けぬものがいくつもあるのだよ」と言う場面がある。私は患者にこの「ホレイショの原則」を以て対し、ときにはつぶやくこともある。「世の中って、わからぬことが多いなぁ。でも、命にかかわることとは限らないなぁ」と。(四〇)「わからないことがいっぱいある」というのは、じつは患者さんには新鮮な情報なのだ。「みんなわかられている」と感じることは逆にいうと「すべてはわか(られ)ることができる」ということになる。(四一)

体験ノート

## 妄想からの抜け出し方

【エピンビ】二十代後半から三十代後半、入眠時に幽霊に髪の毛をひっぱられるような体験、現実と見分けがつかない鮮明な夢、自分が思っていたことの答えがたまたま開いた本のページに書いてある偶然の一致が頻発した。また人の言葉の裏側に象徴的な意味があるのではないかと思い込んだり、世の中が祝祭みたいにみえたことがあった。再発の前触れなのではないかと思い、心配して主治医の元に駆け込むと案外入院には至らないのだということも知った。その後は、入院させられるという不安もなく、主治医を信頼して正直に事情を話している。「自分は天才ではないか」という主観的な感覚は頭が冴えているときに繰り返し感じたが、ぎりぎりのところで傲慢にならずにすんだ。そのおかげで、無理なことをせずにすんだのだろう。

【緒田】イエス・キリストの生まれ変わりと信じてホームページを開き、全世界に訴えたが、問い合わせや反応がなく収入にもならないといった現実が、「これは妄想ではないか」という現実を教えてくれた。妄想が冷めると、イエスの再来という最高の冒涜を犯した罪の意識に苛まれ、自殺未遂を図ったが死にきれなかった。対処は罪の償いであり、迷惑をかけた人々に借りを返すことだと思う。父の日、母の日には両親にプレゼントを送っている。

【星礼菜】幻の声に聴き入っていると、自分のことを何でも知っているので驚いた。人とうまく関係をもてなくて自信を失い、失職して過去の失敗にたいする罪悪感に苛まれていたので、私のことを理解してくれる幻の声にすがろうとした。一番苦しかったのは、私の苦悩にはお構いなしに世間がのんびりしていたこと。腹が立ったが、自分が心配したことはなにも起こらなかった。道に立っていても誰も迎えには来なかった。自分自身が変わる必要もなかった。妄想に裏切られた事実の積み重ねが、妄想の存在を疑う材料になり、少しずつ妄想がほどけていった。今思うと、妄想は自分を守ろうとして起こった現象だと思う。再就職で将来の展望が開け、病院などで出会った人たちとの交流で自信を少しだけ得ると、妄想を持つ必要がなくなり、次第に消えていったのだと思う。

【のせ】テレビが自分のことを言っていると思ったときはテレビを消す。そして、「そんなことはない、通り過ぎる」と言い聞かせる。対処というほどのだいそれたことではなく、遠くの山を眺めるとか、知らぬ間に眠って忘れるとか、そんなものだろう。新聞で「魚の目、鳥の目、虫の目」の文章を読んだ。魚の目とは流れを読む目で、鳥の目とは上空から見る俯瞰した目、虫の目とは細かく観察する目だそうだ。ニュースは魚の目がふさわしいが虫の目で見ている自分に気付く。妄想が起こるのはこれらの目の混乱にあるのではなかろうか。何の目で見ているか振り返ると楽になる。

## 四　恐怖をほどく

### テキスト

◆妄想は病気の本体ではない。妄想というのは、なんといっても世界の一部分の出来事にすぎない。妄想の中のＣＩＡだって何だって宇宙のごく一部にすぎない。世界が、宇宙が、全体として恐怖そのものになるのが発病の始まりにある。それに比べれば妄想は何ほどのこともないと言った患者さんがいた。(四二)

◆極度の恐怖は対象を持たない全体的な「恐怖そのもの」体験だが、幻覚・妄想・知覚変容は対象化されえる。意識とは一般に〝何かについての意識〟であるから、幻覚にせよ妄想にせよ、それらは意識に対象を与える。その限りでは健康化の方向に向っている。幻覚や妄想も自然治癒力の発現といってもよいかもしれない。さらに、幻覚や妄想自体が、つかみどころのない多彩なものから単純化し、そして繰り返しとなってゆく。つまり意識にとって相手にしやすいものになってゆく。ここに幻覚や妄想の抜けにくさの一つがあると私は思う。つまり前の状態である恐怖よりは〝病圧〟にいささかのゆるみが生じるわけだ。

急性期には外界は見れども見えず、である。道に迷った人が周囲の風景を楽しむゆとりがないようなものだ。他者ははるかだ。自分対世界の容赦ない対決である。時に自分と世界との区別があやしくなる。意識障害によってでなく、自己と世界との同期によってというべきであろう。

かつては、患者が幻覚や妄想を語る時の態度や語調は、内容が途方もないのに、それに比べて深刻味がないといわれていた。しかし、患者に言わせれば、発病時の恐怖に比べれば幻覚や妄想は物の数ではないということだ。患者のあるものは幻覚や妄想という藁にすがりついている。藁を奪おうとするとますますしがみつくのは、これを失うと大海によるべなく漂うことになるからだ。(四三)

## ◆恐怖が居すわって意識にさほどのぼらなくなると、「イライラする」という訴えになったり、「しんどい」「すぐ疲れる」のは、高まった警戒心をつづけているためであるかもしれない。

恐怖は、自分が孤独でないと感じたときに、しだいに減ってゆくであろう。また環境の変化によっても大きく増減するであろう。薬物も無効ではないが、それだけでは不十分だ。(四四)

## 体験ノート

# 恐怖を分類する

【のせ】「こわいがよ（こわいよ）」が口癖である。どうしてこわいのかを考えたら、次の分類にたどり着いた。

①生きる者の恐怖

生まれてきたときとても難産だと聞いた。引っ張り出されて生まれたと聞いて、そのあやうさに恐怖を感じている。困難な状況で生まれ、今日仕事のあとにどうやって過ごすか、親がいなくなったあとに一人どう暮らすかなど心配事を抱えながら生きて死んでいくことは、よく考えれば恐怖そのものではなかろうか。解決はないかもしれないが、夕方何をして過ごせばよいかを相談したり、親と何気ない話をして落ち着いている。

②振動覚の恐怖

幼いころ、桜島が爆発するたびに泣いていたと親から聞いた。振動覚（ものの振動を感じる感覚）が昔から研ぎ澄まされていたらしい。バレー部に入部し、スパイクの音にびっくりした。音に反射的に動かないといけないのでドキドキしていた。高校時代、黒板を鞭でバンバン叩く教師がいて、さらに音に対して恐怖を感じるようになった。あの恐怖のなか授業を受けられたからテストがへっちゃらになったのではないかと懐かしく思い出す。年齢を重ねて恐怖体験から距離がとれたことと、解釈をよい方にとらえ直すことが対処となった。

③ワープする恐怖

ぐるぐる回るのが楽しい時期があった。部屋の風景がぐるぐる回るのを見ておもしろかった。発症のとき、少年雑誌のまわりを回っていると記憶が飛んだ。その後の断片的で異様な記憶は異次元の世界の出来事だった。異次元の世界から抜け出すために、異次元の世界のアイテムを使って、現実の世界の肌触りを探していたのかもしれない。昔、よくやっていたファミコンのなかにぐるぐる回ってワープするキャラクターがいて、自分もそんな体験をしたのだろうと思っている。対処は、回らないで歌ってリズムをとるくらいにとどめておけばよかろう。

④タイミングが合う恐怖

思っていたことに反応するように絶妙のタイミングで雷光が鳴ることがしょっちゅうあったので、神がかり的な意味合いの恐怖を感じた。さまざまな出来事が自分に関係してタイミングよく起こることは恐ろしい。陰謀めいた雰囲気を感じ取るのだ。気のせいと自分に言い聞かせたり、「偶然だよね」と相談することが対処になる。

⑤出来事がつながる恐怖

受験勉強で思考の流れが早くなって、文字と文字がつながりはじめた。自分が辞書になった気がしていた。実際ある言葉の意味を辞書で調べると、意味の意味を説明する言葉はずっとつながっていって、「意味の連鎖」の世界と対峙し恐怖を感じた。自分の名前の文字が新聞やニュースで使用されていると自分のことがささやかれると思いこわかった。とくに悪いニュースのときは自分がやったような気がして、恐怖から逃れようとして「自分がやりました、許してください」と部屋のなかで謝った。最近はあまり感じなくなった。相談をできる人ができたからだろうか。

⑥侵入される恐怖

プライベートの話をすると、自分のことが広がっていき、悪く噂されていないだろうか、見苦しいことを言ったんじゃないかという不安と恐怖を感じる。「『しんどい』『すぐ疲れる』のは、高まった警戒心をつづけているためであるかもしれない」という中井先生の言葉を読んで、「その通り」と思った。警戒心が強すぎるときは疲れて横になるありさまだが、横になったり、山を見たり、信頼できる人にメールをして気をまぎらわしている。

⑦醜形恐怖

高校時代から、顔の一部にコンプレックスがあり、同級生に笑われている気がした。特に食事のときにコンプレックスを強く感じて、誰とも食事できなかった。いくら他人が「誰も気にしないし、変じゃないよ」と慰めてくれても、「分かってくれない」という思いが残り、自分の殻に閉じこもっていた。「人から笑われていると思う恐怖」は孤独を導くのだ。「僕の顔は見苦しくない?」と知人に聞くと、「あー、それで?」と笑って答えてくれて、私も笑った。開き直れるような言葉をかけてもらうとありがたい。

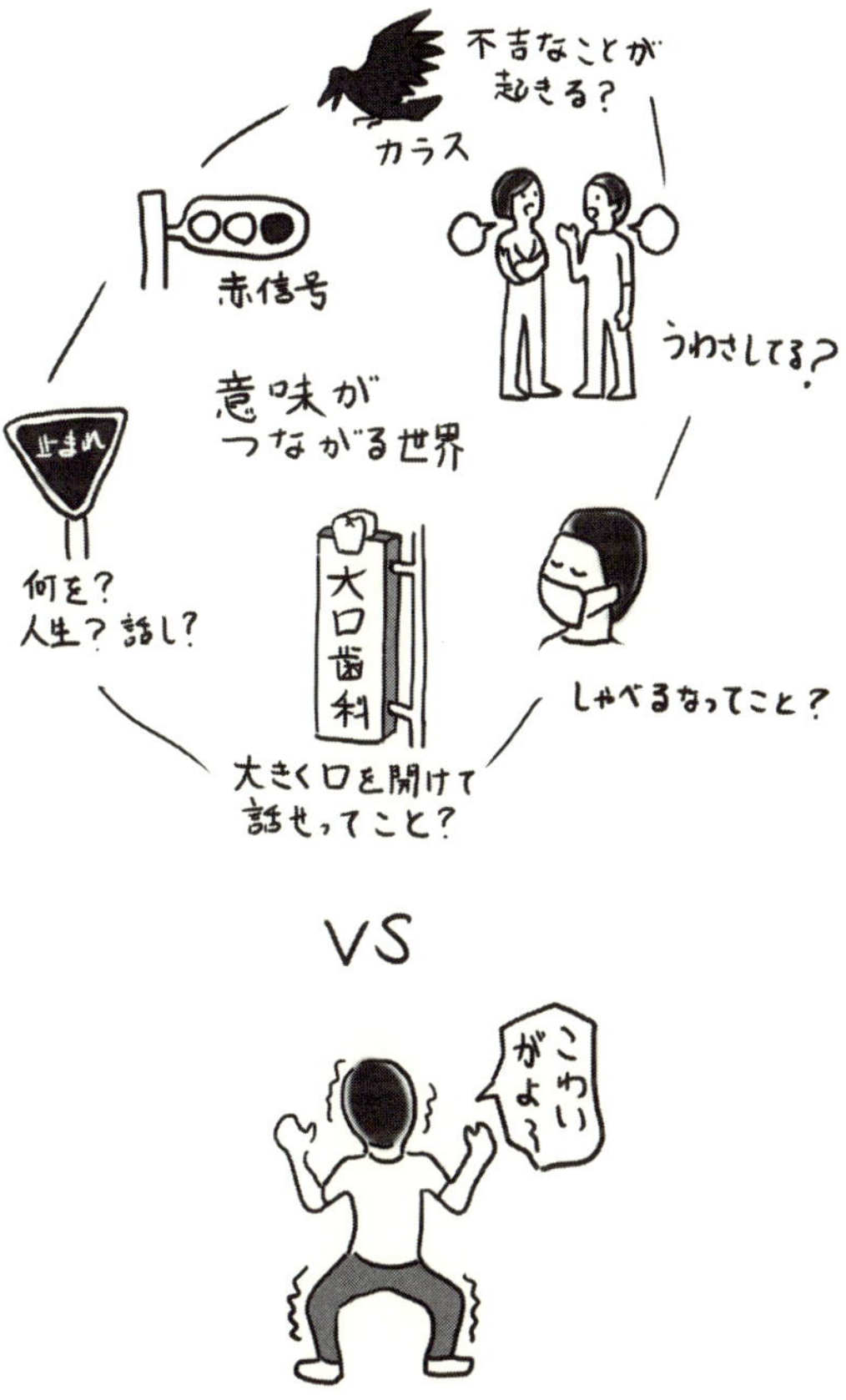


図２　タイミングが合う恐怖

## 五　身体をほどく

### テキスト

◆回復とは特異症状が消失し非特異症状が正常値に近づくことである。まず観察である。皮膚の艶、髪の生気の蘇り、表情の回復、言語の抑揚、語りのまとまりなどの末梢的なことから回復は始まる。このことが大切なのである。回復はひっそりと始まるものらしい。でないと心の生ぶ毛のようなデリケートなものがよみがえりにくいのかもしれない。

回復の初期にマイナーな身体症状が出没する。入院中であれば看護日誌を生かしつつ、グラフに描いてみると、意味のあるパターンが見えてくる。身体症状はその出没と精神状態のモードの変化や、病状交代、症状出現／消失とがみごとに関連するものだ。そして事件との関連性が次第にはっきりしてくる(四五)。

◆回復初期にからだの症状が出てくるということは、それまで頭だけで受け止めていたストレスを、からだ全身で受け止めることとも考えられよう。回復初期には大きな身体疾患もあるので、それに注意したうえでの話だが、これらは「ひょっとすると回復のはじまりかもしれない。エンジンのかけはじめはブルブル、ガタガタというように」と言うと患者が安心する。こういう小さな身体症状がおこることを急性期の終わりごろに伝えておくと、最初から安心できる。この身体症状の特徴は、いずれも急に始まって急に終わることが多い(四六)。

◆食事については、「味がわかるようになりましたか」と聞く。というのは、そもそもかなりのゆとりがないと味がわからないからである。多くの患者さんの食事はかきこむように速いが、食べ方の変化だけからも回復がみえてくる。じつは味に注意を向けることは、肥満を防ぐいちばん簡単な道だ。味わうようになった人は、回復期に起こりやすい肥満が少ないと私は感じる。

水にしても、「飲んだときにどういうふうに気分がいいか、どんなふうに気分が変わるか」ということに注目してもらうことがいいと思う(四七)。

◆便も重要だ。それは緊張の指標であり、多くの患者は便秘がちであるから、回数、心地とともに質を問う。「土管」か「兎のうんこ」か「バナナ」か「軟便」「便秘と下痢の交代」「水みたい」かと。頑固な便秘には医師自ら摘便に関与してもよい。全体として軽い軟便で維持するのがコツのようである。孤独な行為である水中毒の予防に多少はならないであろうか(四八)。

◆私は、回復の初期に身体症状が現れるということを強調しているが、その多い少ないではなく、身体症状に注目して話を聞く、耳を傾ける。からだに注目してもらうということ自体に意味があると思う。(四九)

◆回復初期には多種多様な身体症状が出るが、「突然現れて突然消える」のが一つの特徴だ。そして、集中的に現れる。何十日も続いた微熱がある日突然下がったりする。何かと交替して現れることもある。この突然変化性、突変性自体が患者を驚かすことがある。八歳で発病したある方は、小学校の高学年でこんな経験をしている。担任の先生が「教科書をよく見ろ」と言った。彼は教科書をあらん限りの力で見つめて、顔を上げた。そしたら世界が全部変わっていた、と。

この突変性は、ふだんでもいたるところで顔を出しているであろう。ただ、人生にはこういうふうに突風が吹くときがあるけれど、根本から揺るがないということでとにかく済んでいるのかもしれない。だいたい思春期のときには離人症とか、人の気配がするとか、火の玉を見たとか、けっこう怪異現象に出くわしていても、九割九分の人はその後は格別のこともなく成長していると思う。(五〇)

## 体験ノート　身体に注目する

【綾】人に会ったり遠出をして疲れがたまると、口唇ヘルペスができていた。口唇ヘルペスのことを自分から話す以外、身体のことは主治医との話題にならない。

【有川】回復初期には体重が増加した。退院後、生理が半年間ほど止まったが、「面倒くさくなくていいや」と思い話をしなかった。

【ウナム】病院では便秘がちだったが、実家に三泊四日の外泊をするたびに大量の便が出た。また、そのころ、医師から喉ボトケの大きさを心配されたが、自覚症状はなかった。

【エピンビ】回復期の初期に顎関節を亜脱臼し、歯科で治してもらった。口のくちゃくちゃすること、両足の親指がくるくる回ることを主治医に伝えた。処方が変わると、そういった身体症状は少しずつとれていった。

【緒田】自分が神の生まれ変わりでないということに気づき、悔い改めの生活に入ったときに、赤い発疹ができた。それは膝や肘の裏側のやわらかな部分にでき、皮膚科の薬を塗ったが効果がなかった。その後、早寝早起きの規則正しい生活を徹底させると、発疹がとれていった。よくなっていく過程の象徴的な出来事だと思っている。

【サトル】薬の副作用でうまくしゃべれず、無理にしゃべろうとしたら、口からよだれが出てきた。医師はその様子を見ながら薬を調節した。この時期は自分からうまく意思表示ができないので、筆談があればと思う。自分は病院内で生涯を終えると思っていたので、主治医に身体を診てもらったときの「ちゃんと退院できますからね」という言葉は、安心につながった。

薬の副作用で腸が膨らみ、食欲もなくなった。入院中はほとんど食べなかったので長い日数便が出なかった。退院してから、「せっかく母がつくってくれた料理だから食べよう」と思うと食べられるようになり、それに伴い太った。母が私に栄養をつけてほしいと願っているのは行動から分かった。採血の結果をみて、主治医から「緑黄色野菜を食べるように」と言われれば、母はそれを食事に取り入れる工夫をしてくれた。下剤を二倍にしてもらい、便が出るようになると、両親も非常に喜んだ。自分より母の方が喜んだかもしれない。

【星礼菜】指や首が自由に動かず、病気の症状だと思い絶望していた。病院のＳＳＴでそれが薬の副作用だと知り、主治医に話すと処方が変わり次第に動くようになった。患者は奇妙な身体症状を病気の症状としてとらえがちなので、きちんと説明をしてほしい。ほかには、頬の赤みがひどく皮膚科に行った。原因は分からなかったが塗り薬を処方された。その後退院し、心が落ち着くとともに頬の赤みも消えていった。

**【のせ】**病院に運ばれ大部屋にほったらかしにされていた。夜中にぱっと目が覚め、「ここはどこだ」と怖くなり暴れると保護室に運ばれた。そこで注射を打たれるとぐったりして動けなくなったが、目を覚ますと老看護師がずっと付き添っていて、「変な汗をかいていませんか」と気遣ってくれた。身体の心配をしてもらったら、それだけで大切にされているような気になった。感謝している。このときひどい便秘になった。保護室の恐怖と丸出しの便器ではできないという思いがあったが、横になったまま便をすることは難しかった。

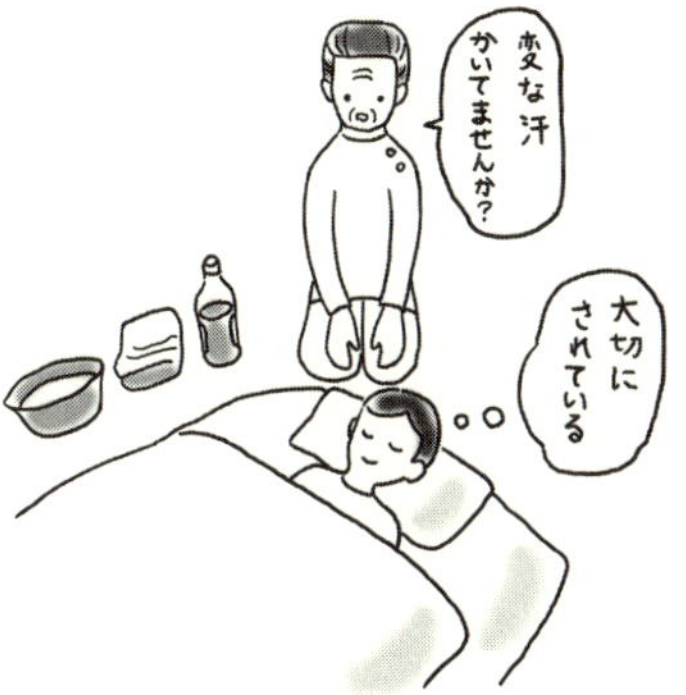


図3　身体に注目する意味

# 六　不眠をほどく

## テキスト

◆まず、いちばん悪いのが〈寝られない〉。ふだんは徹夜をしようと思っても、五時くらいになるとウトウトする。ところがほんとうに全不眠で、二日目、三日目に「自分は天才になった」「もう眠らなくてもよいからだになった」と思ったらすぐ精神科医のところに行きなさい、と私は医学部の学生にかならず講義していた。二番目が〈寝てもすぐ覚める〉、三番目が〈眠っても寝た気がしない〉、四番目が〈いくら寝ても寝たりない〉。五番目からは眠りの量は確保したから、今度は質の問題で、これは二つに分かれる。一つは〈眠りの質が上がる〉。でも、「そういえば先月はほんとうに寝たという感じがしませんでした」というかたちでしか現在の眠りの質の向上は表現できない。そしてもう一つは、〈目覚め心地の質が上がる〉。目覚め心地の悪さがどれだけ続くかが問題だ。起きてから四十分以内だったら普通。二時間までなら、まあいい。(五一)

睡眠については、目覚めた時に「たっぷり眠った」という熟睡感が意識にのぼることが重要で

ある。[五二]

◆一般化するのは私の責任においてだが、眠っている時が常態というのはいろいろな点でうなずけるように思う。若いころでも私には二晩目の徹夜実験はつらかったし、つまらぬミスをしがちだった。結局、二晩徹夜しなくてもよい実験を組むことが「正解」だった。フランスの実験で、昼夜のわからない洞窟の中で一五六日間だったかを過してもらい、人間に最後に残るリズムはどんなリズムか調べたところ、四十八時間という答えが出たそうである。「一日の苦労は一日にして足れり」というが、それを現実に破らざるを得ない時は四十八時間で〝収支〟の合うようにと、やりすぎた翌日は控え目にするのが、統合失調症はもちろん、やはり不眠と深い関係のあるうつ病から回復した人が再発しない心得の一つであるように思う。むろん健康者にも望ましいことであり、てんかん発作のある人にも大切だろうと思う。[五三]

◆(急性期にはまず眠れることが先決であるが、)回復期には眠れることは当然として、重点は熟眠感、めざめ心地、睡眠持続感に移る。夢内容は患者の語りを聴くにとどめる。重要なのは内容よりも夢を見るようになったという、夢作業の開始それ自体だ。夢は治療の重要な協力者であり、夢のはたらきによって健康をたもっていることは確かであろう。[五四]

## 体験ノート――不眠への対処

【綾】眠れないと「眠らないといけない」と思ってあせる。そのあせりが睡眠以外に伝染して考えがまとまらなくなり、疲労して調子を崩すことが多かった。今は、就寝一時間前にはテレビを消して、携帯を見ない代わりに本を読むなど、ホッとする時間を作ってから眠る工夫をしている。

【有川】一時間半睡眠を二週間続けて再発した。「眠る時間がもったいない」と思うときは再発のサインなので注意している。今は眠る前に、「ぐっすり寝ていい」と言い聞かせたっぷり寝ている。

【ウナム】朝の目覚めがとてもよいときがあり、その気分を一日中続けていたくなった。そのために夜九時になったら床に就き、家族が起きる五時半に一緒に起きることが習慣になった。時間にしばられるテレビは消して、決まった時間に床に就くようにしている。

【エピンビ】眠れないときは、目をつむったときの景色が違う。昼のように赤々としている。友達と深い話で盛り上がった夜など気持ちが高ぶっているときがそうだ。頭を空っぽにすると寝れるときもあれば、逆作用のときもある。眠れなくても目をつむることにしている。知らないうちに寝てしまったり、眠った意識はなくても実際は寝ているときがあるからである。

【緒田】年に数日まったく眠れない日がある。徹夜状態でも仕事をするが翌日はよく眠れるので心配はしていない。中井先生の言葉通り「四十八時間で収支を合わせれば、再発しない」と思う。

【サトル】眠れないのは危険だ。自殺未遂につながった。正体の分からない恐怖に常に動悸がして眠れず、周りからも目がおかしいと言われた。寝ているのか起きているのかすら分からない状況になった。薬のおかげで徐々に眠るという感覚を取り戻した。回復まで何年かかってもいい、ある程度規則正しい生活は大事である。

【星礼菜】自分がもう生きていけないのではないかという不安から不眠が起こった。人と接することが苦痛でたまらず、いくら考えても堂々巡りで眠れなかった。今、私が工夫していることは、人に対してある意味開き直り過剰に期待しないこと、自分を大事にするために良心に従うことである。ご飯をしっかり食べる、お風呂にゆっくり入るなど、身体を気遣うことも大切である。

【のせ】象をも倒す眠剤を飲んでいるので眠れないことがない。眠れないときもそうだが、薬を飲んで眠りすぎたときもだるさを感じる。

# 七―㈠　疲れをほどく――硬い疲れと柔らかい疲れ

## テキスト

◆回復の仕方はいろいろだが、だいたい一度元気になって、それからどっと疲れが出てくる。本人にも家族にも「あれだけ（病気という）大仕事をしたのだから疲れが出ないほうがおかしいです。疲れをマイナスととるような風潮が世にありますから、疲れが出るほうがだいたい後がよろしい」と言ってきた。（五五）

急性状態が終わった直後には、気持ちも身体も軽くなるが、いざ何かをしようとするとすぐ疲れてしまう奇妙な時期があり、その後にしだいにほんとうの回復がくる。それから、しだいに疲れは浅くなり、その日の働きや事件に関係して疲れが変動するようになる。（五六）

◆「疲れの程度」というのはなかなか測ることができないが、ずっと見ているとこんな感じであろうか。とにかく初期は何をやろうがやるまいが疲れている。やがて疲れが浅くなると、ストレスが加わったり余分な仕事をしたときに疲れて、そうでないときにはそれほど疲れないというふうに、日々の行動によって疲れの度合いが決まってくる。水深が深いときは、底に何があってもあまり変わらない。全体を水が覆っているから。「とにかく疲れている時期」はこういう状態なのだと思う。やがて水深が浅くなってくると、石の上を越える渓流のように底の状態によって表面に変化が出てくる。これは回復のしるしであるから、「日によって疲れ方が違う」と患者さんが言ったら、そう告げることだ。そんなときは寝ていたらどうか、体を休めていたらどうかというのは誰でも考えつくことだが、無理やり寝かせたらいいというものではないだろう。(五七)

◆患者の疲労感にはいくつかある。一つは緊張のあまりの疲れである。患者が働いているところを見ると、緊張しっぱなしで、ゆるみや小休止がはっきりしない。これでは疲れやすいだろう。「硬い疲れ」である。

しかしまた、緊張がゆるんできたときに「疲れた」と感じることがある。それは、長らく快さを感じたことがなかったために、ゆるみを「リラックスした」と感じずに「ぐたっと疲れた」とマイナスに感じる（病人でなくてもそういうときはある）。「柔らかい疲れ」である。(五八)

◆まずは疲れに〝目鼻をつける〟作業だ。患者に「頭の疲れ」「体の疲れ」「気疲れ」の違いを説明すれば患者は必ず「気疲れ」を選ぶ。そこで「硬い疲れか柔らかい疲れか」を問う。「今日は硬い

疲れかどちらか」ときくことは無害である。[五九]

◆患者さんのしんどさを二つに分けることだ。「しんどい」といわれるときに私はかならず「それは〃かたい〃しんどさですか？　〃やわらかい〃しんどさですか？」と聞く。この二つはまったく別である。

「緊張を感じるか」、それとも「筋肉はゆるんでいるけれど、それを感じないか」ということだ。かたいしんどさとは緊張であり、緊張がほぐれない。では、やわらかいしんどさは何であろう。これはどうもリラックスした状態のようだ。ただ、リラックスする体験をしていない、あるいはむかしからあまりしていない、いや、ずっと緊張してきたという人の場合には、リラックスした状態をいい状態であるとは感じられないようだ。これはアンヘドニアといわれているもので、ヘドニアは「快楽」の意味であるから、楽しいと感じられない、リラックスしても体がやわらかくなってフニャッとしているだけだということだ。力尽きて何もする気もしないという感覚として意識に上っているということだ。

患者が「やわらかいしんどさだ」と言ったら、「うーん、それはリラックスというものかもしれないよ」と私なら伝える。「だけど、きみはしばらくリラックスしなれていないからな。え、ずいぶん長いこと？　だからしんどいと感じているんだね。無理ないよね。少し待ってごらん？」と。[六〇]

◆何かをしたら疲れるという場合でも、そのときに疲れを感じるというよりは、一日おいて翌々日にいちばん疲れが出るということを知っておいたほうがいいと思う。（六一）

◆最後に、これは周囲の人たちの問題だ。

患者さんがしんどい、たまらないと感じてあせってしまうのは、家でも病棟でもゴロゴロすることを許していながら、その一方で「早くあなたには働いてもらわなくてはね」「これからのことをどう考えているの」などという慢性的な刺激があるからではないか。これは緊張を、つまりかたい疲れを続けさせることになる。実際そうも言ってみたくなるのかもしれないが、これは家族内部の関係をもっとも緊張の高い、不愉快なものにする道だと思う。

では、生涯ブラブラしていてもいいのかということだが、私は「その時期が来たらおのずとわかる」「いま見えないものも見えてくる」という意味のことを告げるようにしている。

だいたいにおいて統合失調症の患者さんは〝先案じ型〟で、将来を案じている。うつ病の人は「あのときああすればよかった」という〝後悔型〟だが、統合失調症の人は、先へ先へと考えが行ってしまう。「ああすればよかった」というのもあることはあるだろうが、あまり念頭にはない。

病気の始まりのときも、あらゆる可能性を考えて思考がどんどん枝分かれしていって、とうとう自分がコントロールできないぐらいになってしまう。つまり、「統合」が「失調」するわけだ。

そんなときは平凡なことだが、「あまり先に考えても、その通りになるとは限らないものなぁ」「最悪のことがいちばん実現するとはいえないものなぁ」「七転び八起きっていうし。べつに七遍ころばなきゃいかんことないけど」と、ポツンとつぶやくくらいがいいと思う。私がやってきたのはそれぐらいのことだ。平凡な言い方だけれども、ちょっと含みを持たせ、視野の狭さ、かたさを広げることが大事であろう。(六二)

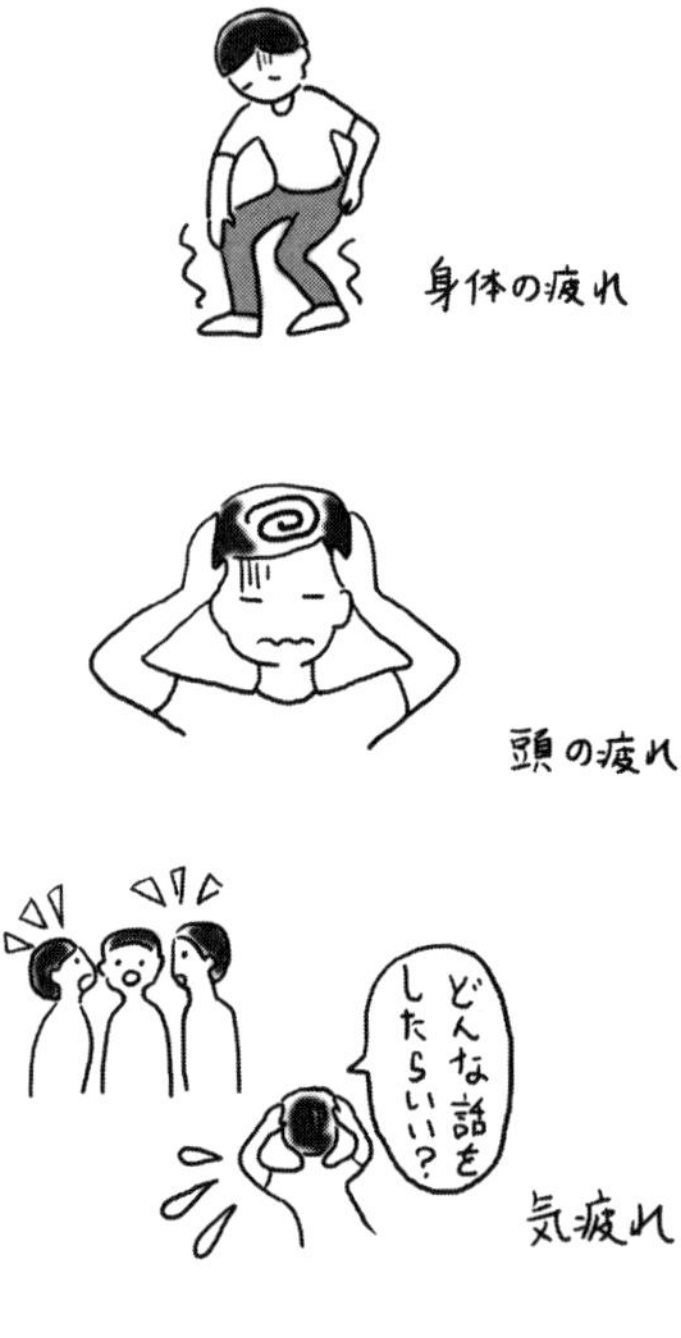
身体の疲れ
頭の疲れ
どんな話をしたらいい?
気疲れ

図４　さまざまな疲れ

## 体験ノート
### 疲れの種類

【エピンビ】不可解な疲れは病気の前、研究室に入ったころからある。「疲れっぽい」とか「疲れっポン」とか名前までつけていた。病気になったことで、後からやってくる集中疲れ、気分の高揚疲れ、毛糸がからまってほどけないような疲れなど、いろんな疲れの種類が分かった。

【緒田】宗教書の読書や小説創作に没頭する能動的な疲れと、絶望の虚無感から来る受動的疲れがあり、それが交互に襲ってくる。

【栗】入院中、緊張疲れと薬のだるさ疲れがあった。緊張疲れは、共同生活なので何が起きても不思議じゃないと無意識的に感じていたことが原因である。おかげで就寝九時になったとたん、夢もみずに眠ることができた。薬のだるさ疲れは体がだるくて、だらだらした生活を送った。

【のせ】取れない疲れと取れる疲れがある。取れない疲れは、どんなにあがいても取れない。取れる疲れはシャワーを浴びただけでも取れてしまうこともあり、そんなに悩まなくとも良い。取れない疲れはやっかいだが仕方がない。

## 七―(二) 疲れをほどく――薬による疲れ

### テキスト

◆第三の疲れ感としては、薬によるものがある。これは、疲れとイライラ感と自由に動けないきゅうくつ感とが混じったものである。薬によって強さが大幅に違うが、それとは別に、薬が合っているとふしぎに薬による疲れはおこらない。(六三)

「硬い疲れ」と「柔らかい疲れ」、この二つを区別しないで薬を処方すると、せっかくの「柔らかい疲れ」は強まってほんとうに不快なものになってしまう。(六四)

◆薬による疲れを最小限にするためには、面接のたびに薬の飲み心地を問う。「飲み心地を問う」のが精神科であり、飲んでいるかどうかをチェックするのは内科であろう。おなじように睡眠についても、「眠り心地をも問う」のが精神科であると思う。(六五)

薬を出しているからということもあるが、患者で眠気を訴える人がいる。この場合も嫌な眠気か、それとも気持ちのいい眠気がときく必要がある。嫌な眠気というのは、まだまだということであるし、気持ちのいい眠気はおおいに味わってもらうといい。

眠る気持ちよさを味わってもらうというのも回復の土台だろうと思う。[六六]

◆薬は「まずい」からよいので、「おいし」ければ困る。ただし、「まずい」ではなく「体に合わない」と患者が訴える場合は、「ほんとうに合っていないかもしれない」と考えてみる必要がある。いずれにせよ、患者が強い違和感をおぼえる薬は、入院中ならこっそり捨てることになり、外来だと「のんだ」といって、のまなくなることが多い。

しかし、薬をのんでいる患者は「三十キロの荷を背負っているようなものだ」といわれる。レクリエーション療法や作業療法の際に、このことを忘れないようにする。薬をのんでいない健常者と同じ活発さを求めるのは間違いである。競技大会などではつい励ましてしまうので注意する。[六七]

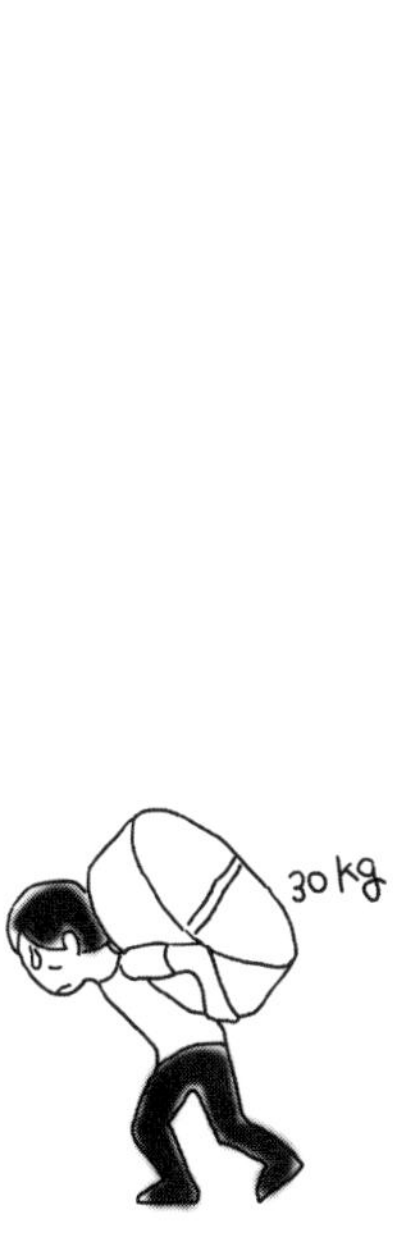


図5　薬の重さ

体験ノート

副作用への対処

【有川】一回目の入院のとき、主治医が診察のたびに薬を変えて、まるで生体実験されている気分だった。まだ二十代前半だったのでそこまで身体に影響はなかったが、心は常に不安定だった。

【エピンビ】薬が変わると、よだれが止まらないなどの重い副作用がなくなり、手の震えや、口の不随意運動もなくなった。前任者から引き継いだ主治医はやや誇らしげに「調子が変わったでしょう」と言ったが、当時は意味が分からなかった。

【栗】主治医との話し合いで処方が変わるので、主治医との信頼関係が大切である。私は主治医に日常生活から内面のことまで話せるので、治療は良い方向へ向かっていると思う。

【サトル】処方が変わってもすぐに効果は出ない。特効薬もないと思うので、長い目で見て考えてよいと思う。私はいまだに呂律が回りにくい。

【星礼菜】副作用で体が動かしにくくなったので薬を変えてもらった。その薬で精神的には落ち着いていたので変えることはリスクもあったが、一週間退院を延ばして様子をみることになった。新しい薬は一日一錠だった。粒が大きかったので薬を見てがっかりした覚えがある。作業療法や廊下を歩くリハビリを続けた。副作用が徐々になくなっていった。退院時は、一人で病院から遠い自宅に歩いて帰れるほど元気を取り戻していた。

**▼薬についてこんなふうに聞いてほしい**

□頭がぼーっとしませんか？　□まぶたが重くありませんか？
□日中眠気が強くて生活に支障がないですか？　□歩くときにヒザが曲がりますか？
□足がイライラ、そわそわしませんか？　□足がつる感じはしませんか？
□体から自分が飛び出しそうな感じがしませんか？　□落ち着いて座っていられますか？
□体が硬い感じがしませんか？　□体におもりを載せられている気がしませんか？
□口が勝手に動いてイライラしませんか？　□口が動かなくて悩んでいませんか？
□食欲はありますか？　□便通や生理周期は規則正しいですか？
□お薬の飲み忘れはなかったですか？　□飲み心地はどうですか？

※「AとBのどちらに近いですか？」のように選択肢を与えてもらい、考えがまとまるまで少しの時間をもらえるとありがたい。

# 七―㈢　疲れをほどく――働くことの疲れ

## テキスト

◆私は、患者は働くのが苦手なのではなくて、休むのが下手だから結果として働けないんだとまで考えたことがある。働くときは全く休まず、時には休み時間まで働いてしまう。リラックスすることが苦手だ。そこを掘り下げてみると、患者のなかに疲労感がはっきりしない人がいる。これではメーターのない自動車を運転しているのと同じであるから、なかなか運転できなくても無理ないだろうと思う。

まず身体の感じ、疲れたとか、肩が凝ったとか、いまリラックスしてるとか、緊張しているとか、こういった身体感覚を味わえるようになってほしい。身体の感じをつかめるようになってほしい。もう一つは、患者の完全主義であってちょっとでも休んだらいけないのではないか、人がみているとと休めない、ということがある。そういう場合には二つのことを患者にすすめている。ひとつは、前日やり過ぎたと思ったら二日目は手を抜く、二日合わせてとんとんになればよろしいと。ここで、その前に「やり過ぎた感じ」ということがわかっていることが大事である。

患者は、やり過ぎた翌日はそっと手を抜くことでかなり落ち着く。（六八）

◆よく職人は三日、三十日、三カ月目が疲れやすいというが、まぁそういう感じであろう。私は一週間と三十〜四十日目と百日目、三カ月後、あと一年目に疲れるときがあると患者に言っている。そういうときは「手を抜きなさい。二、三日力を抜くか休んだらいい」と言っている。
仕事のリズムを予想して軌道にのせる。そのとおりの間隔でなくても、あそこまでいったら休もうという目安があると人間あまり疲れない。たとえばマラソンだったら四十二・一九五キロメートルとわかっているからスタミナの配分ができるが、できるだけ遠くまで走ってくださいと言うのは、非常に苦しい。（六九）

◆人事の人はよく「三日、三十日、三カ月、三年」と言う。就職してから退職を申し出るまでの期間である。こういう時期は生理的にやめたくなるらしいので、休暇をとるとか少し仕事の気を抜いてでもいいからやりすごして、それから考えてみるのがよい。この節目を過ぎると、また元気が出てくることが多い。この節目に新しいことを始めないのがよいだろう。患者の入院後に家族が消耗を顔にだすのはほぼ四十日目であることも、われわれは知っておいてよい。おそらく患者も沈んでいるのではないだろうか。（七〇）

## 体験ノート——休みの取り方

【綾】仕事中、何もやる気が出ずにボーッとするときや、逆にやる気に満ち溢れてテンションが高いときは、疲れていると思うようにしている。特に昼休みのおしゃべりは、ストレス解消になっている。最近は、好きな曲を心の中で歌う（時々口パク）ことでリラックスして仕事をしている。

【有川】今は、勤務時間を調整してもらって自分の体力に合わせて働いている。右斜め前に飲み物を置いているのがほっとする要因となっている。

【ウナム】以前は週休一日の職場で、休んだ感覚がなく病気へとつながったが、現在、週休二日でオンオフが分けられている。仕事に入ると根をつめてしまいがちなので休憩時間を決めている。一日三時間の仕事だが、自分の集中力の持続時間に合っている。勤務時間は再発防止のために考慮しなければならないと思う。

【エピンビ】休めるということはコンディションがよくなるまで待つ能力であり、条件が揃わないうちに頑張りすぎてしまうことを回避する知恵でもある。植物の種には休眠能力があるという。温度、水分など環境条件が揃わないときは休眠する能力を備えているらしい。休眠能力があることで、悪条件のときに発芽するのを回避しているようだ。

【緒田】身体が固まり、自然に祈りのポーズをとるときは疲れのしるしだ。そのときは早めに家に帰って休む。リラックスするには先手必勝で生活することであろう。

【栗】すごく疲れているとき「足のにおいがすごいよ」と家族に言われ、足のにおいで疲れているかどうか判断するようになった。お給料をいただいているから、休むと罪悪感が起こる。リラックスできるコツは背伸びをすること、お気に入りの飲み物を飲むことである。

【サトル】肉体労働のアルバイトのときは疲労感がすさまじく、眠っても疲れはとれなかった。今の職場に来て部署異動などもあり責任感疲れがあったが、仕事を分担してもらいだいぶ改善された。

【星礼菜】仕事の業務より、仕事場の空気になじめるかどうかが疲れを判断するポイントだと思う。集中して仕事をしているときは気分が高揚しているため疲労に気づきにくいので、無理をしていないかどうか判断する。仕事中リラックスするコツは、観葉植物を眺めたり、窓の外を眺めたりすること。仕事とは違う時間の流れで生きているものを眺めると一息つく気がする。

# 八　揺り戻しをほどく

## テキスト

◆病気がよくなろうとすると、それを引き戻しにかかる力がはたらく。これは別にふしぎなことではなくて、こころもからだも現状を維持しようとする力がとても大きいから、それゆえの揺り戻しである。ホメオスタシスというのは、そういうことだ。

回復にはいろいろな段階があるが、これをもっと細かく見ると、「大きく変化する時期」と「現状維持の時期」が交替して現れる。変化が大きいときは、よい芽と悪い芽の両方があると考えたほうがいい。つまりよくなるチャンスでもあるけれども、悪くなるチャンスでもある。

人生でもそうであろう。思春期とか青年期というのは変わる力が強い。だから危ない時期でもあり、向上する時期でもある。中年期はどちらかというと維持のほうであろうか。更年期はまた変化の時期であって、よい芽と悪い芽とがある。

回復に向かう変化のときには、「かならず揺り戻しがある」ということを念頭に置きながら眺めていくほうがいい。というのは、家族でも看護師でも医者でもそして本人も、誰でもがよくなってきたと思うから、後戻りするように見えるとみんなガッカリする。これが表情にあらわれるから患者さんは二重にガッカリする。

一気に回復する人もないではないが、揺れながら回復していくほうがふつうである。たとえば、がんばって外へ出てみようというので図書館に行ってみると、その晩に悪夢を見たり眠れなくなる。新しいことの陰には、そういう反動があってもふしぎはない（七一）。

回復期には揺り戻しがあるからこそ、「健康な生活面に注目する」ことが重要となる（七二）。

◆回復期後期は生活再開の時期である。それは、身体感覚とともに「意識の辺縁の観念を意識にのぼらせる」必要のある時期である。疲労感や睡眠不足感がわからないで生活するのは、メーターのない自動車を運転するのと似ている。かすかな対人感覚や対人の場の雰囲気の感覚なしに、遊びであろうと仕事であろうと、対人の場に入っていくことはできない。これらの感覚は、意識にのぼらせても屈辱感や抵抗感が少ないのはありがたい（七三）。

◆治療という大仕事を別につづけながら、他の人並みの仕事をしていることは、その人よりも多くの仕事をやっていることになる。無理がかかってもふしぎでない。無理に人並みをこころがける必要はない（こう考えるとかえって能率が上がるようである）（七四）。

## 体験ノート

## 揺り戻しへの対処

【綾】自分はよくなったのだと思い、いきなり遠くへ外出し、翌日は疲れで布団から出られない、を繰り返していた。経験から身体が学び、自分がやりたいことの達成度を百として、少しずつその達成度を高めていけばいいと思うようになった。達成度五十の行動からはじめると、次の日布団から出られなくなるということがなくなった。

【有川】知識を蓄えようとして無理な勉強を続けた反動で再発につながった。受験テクニックの勉強をやめて教養を深めるための勉強をはじめたら楽しい気分になり、精神的にも楽になった。

【ウナム】仕事をしていたとき、収入を増やそうとして創作活動も行っていたが、医師の診察の結果、入院することになった。悪い反動が起こらないために、無理な活動を控え規則正しい生活を心がけている。

【エピンビ】再発前の夏、状態は戻っていないのにあせって、西表島まで旅行し、流れでダイビングの研修を受けた。命に関わることなので教官は厳しくて、「私の言うことが理解できますか？」と繰り返し詰問された言葉がトラウマになった。薬で身体が重いとき、ショック療法は控えたほうがよいと学んだ。

【緒田】よくなろうと努力したことはあったが、努力した分の反動が返ってきた。良くなろうとする努力ではなく、悪くならないようにペースを崩さない努力が必要である。

【栗】よくなろうと努力すると物欲が高まり、家族との言い争いが絶えない時期があった。「なんとかなる」という気楽な気持ちを持つよう心がけ、目標やマイナスの感情を書き出して、今の自分を見つめ直して受け入れる努力をした。そしてこれからの自分に期待することを書き、こうなりたいと思う理想像の雑誌の切り抜きを自分の部屋に飾っている。

【サトル】ゆとりに逆らわないこと。ゆっくり休んでいいのだと自分に言い聞かせ、自分を許してあげること。最初は散歩程度がいい。私は薬を有効活用して揺り戻しに対処している。

【のせ】悪い反動は、決まって両親への八つ当たりからはじまっているので、気をつけている。

# 九　再発のおそれをほどく

## テキスト

◆再発の恐れはすべての患者の心の底に深く沈んでいるものであろう。再発の怖れを医者が語って、服薬の継続を促すことは、不安を一方で増大させながら不安を鎮める薬を出すのだから、悪循環となりかねず、薬の効力自体もかなり低下するのではないだろうか。(七五)

再発の怖れを患者からたずねられた場合には、「たしかに麻疹のように一回かかれば免疫ができるわけではないでしょう。しかし、再発しない人の方が多いし、(心身の)余裕感の大きくなる方向へ方向へと舵をとってゆけば再発しない可能性が時間とともにふえてゆく。余裕が十分ある状態から突然再発した人を私は知らない。少量の薬は、何かの形で、余裕が減っていることをわかりやすくする役に立つことが多い。たとえば、同じ量の薬で妙にねむくなってくるとか。自分でわかるようになってくれれば、それだけ薬の必要性が少なくなる」というようなことを話す。

また、将来再発するかどうかが患者だけによるものではないことは事実であり、ここでも、「あなたとご家族と支援者との呼吸が合うかどうかで大きく違う」という意味のことは告げておく必要があると私は思う。患者は——患者でなくとも一般にこの種の怖れを持つ者は——非常に先案じをするので、もし再発しそうになったり、再発した時には「あなたが望めば引き受ける準備がある」治療者や支援者がいることをわかっておくことも意味があると思う。

また、再発から遠ざかるような具体的な生き方を語ること自体が再発を遠ざける効果があるものだ。回復過程の時期をえらんで「再発の恐怖」というテーマで話し合ってもよいくらいだ。本人がこのおそれを意識する時は、たいてい退院、社会（学校）復帰、就職、結婚などの節目《ふしめ》に当たる。「もう再発はしない」という場合は「一寸甘いかも。まだしていない人も、生き方によってはこれから病気になりうるのだから」と水をかけてもよいだろう。そして病気をした過去は土居のいうように、「大切な体験として宝物のように人にいわないでよい」と、医者が保障することがよい（七六）。

急性精神病状態を経過した人自身、あまり多くを語らない。けれども、実は意識の皮一枚下に生々しく残る体験であるらしく、急性精神病状態のことをそれが過ぎ去ってから聞き出そうとすることは、再発あるいは悪化につながる。つながらなくとも、数週間にわたって患者はひとり苦しむこともある。これは一般の人にも知っておいていただきたいことだ。患者あるいは患者だった人を理解しようとすることはそういうものではない。これを「失恋」「不合格」「破産」と置きかえれば、そういう種類の過去の体験を根掘り葉掘り聞こうとすることへの慎しみは当然のこと

であることが分かっていただけよう。(七七)

◆サリヴァンは、たしか、いくら合理的な立派な理由が揃っていて、そうすべきだと思っても、何かいやーな気がしたらやめておいた方がいいと患者にすすめている。私はこれにつけ加えて、その時限が近づくにつれて、そのいやーな気がますます強まるならば、といいたい。むろん、やってみれば案外——つまり「案ずるより産むが易し」ということもある。しかしこの感じが一種の薄氷感あるいは無重力感を伴って——つまりすらすらと行きすぎて自分でもふしぎに思う——、まんざら自分も捨てたものではないという気が次第につのるならば、これはくせものである。思わぬ伏兵に出あう確率が高いからだ。病気に入り込む時は、こういう心理が働いていることが多い。太平洋にむかって泳ぎ出すような何か途方もないことをしているという不吉な予感と「なんのこれしき」「なんだ、こんなやさしいことだったのか」という一種あなどる感じと、なにか「ついにその時がきた」という成就感と。

いわば地上につなぎとめてこの一種の無重力状態から救ってくれるのが、身体性のずっしりとした厚みであると思う。身体的な快不快などぼんやりした感覚が残れば残るほど、あるいはすみやかに再生してくれればくるほどプラスである。このことは、どうやら治療者が患者の身体にしかるべき注意をむけることによって強化されるようだ。患者はどちらかといえば身体を二の次にして飛び立とうとする。医者までがそうであってはなるまい。(七八)

体験ノート
## 再発から遠ざかる具体的な生き方

【綾】自分はもう再発をしないという過信ではなく、再発をしたくないという恐れを持つという考え方が再発を防いでくれている。過信は不規則な生活、薬を飲まないなどの行動に結びつき、恐れは規則正しい生活、薬をきちんと飲むなどの行動へつながっていく。再発への恐れを持ち続けることが、再発防止にもっとも役立つのだ。

【有川】再発が教えてくれたことは、不眠不休であくせくし、孤立していた自分の姿だった。再発から、余裕をもって生きること、薬をちゃんと服用すること、規則正しい生活を送ること、自分を追い詰めないことの大切さを学んだ。そして何より、心配してくれた人々を通して、人や医療を信じられるようになった。「再発のたびに人のレベルが下がる」という考え方もあると聞いたが間違っていると思う。再発からしか学べないことがあるからだ。

【ウナム】再発は、自分の体力の限界を教えてくれた。野望を抱いて無理が重なると、症状が私に「無理だよ」と教えてくれた。自分の体力に合った活動や生き方を努めることで再発から遠ざかっている。

【エピンビ】発症から一年後、「よくなったなあ」と油断したら再発し四カ月くらい入院した。保護室に入ったとき、「死ぬこともなく、未来永劫にこの牢屋みたいな部屋に閉じ込められる」と思った。発症や再発によってキャリアを失ったことは悲しかったが、大学のときの友達と自分の境遇を比べたり、順調にいった場合の人生のレール上にまた自分を戻そうとする悪あがきはやらないことにした。その一方で、あの神秘がかった体験の秘密を知りたい誘惑にかられたが、いつの頃からか「神のものは神に返そう」と思えるようになった。発症前に積み上げた心の財産をさらに豊かにしながら、「地味な生き方を選ぶこと」が再発から遠ざかる生き方のように思う。

【緒田】最後の入院から十五年が経った。何度もイエス・キリストの生まれ変わりだという妄想で悪くなったが、悔い改めることが再発から遠ざかるベストな手段となった。地獄から流入する幻の声に振り回されずコントロールできるようになることが再発防止につながる。振り回されるときは早めに休む心がけが必要である。

【栗】自分らしく生きるために、自分の心に正直でいるために、思ったことや感じていることを家族に伝えることで、家族との関係がよくなった。再発防止には周囲に理解してもらうことが必要だと思う。一人で悩み続けるのでなく、人との関係を成長させていくことが必要だと考える。自分から変わることで周囲も変わっていったと実感している。

**【サトル】** 答えなんてないかもしれないが、私は、あせらず、ゆっくりという自分の生き方を通して、再発しないことを証明していくつもりだ。

**【星礼菜】** 再発しない生き方とは、くつろげる場所を見つけ、人間関係のよい職場で働き、生活していけるだけのお金を稼ぐことができるようになることだと思う。そのために未来を恐れず、人の役に立つことができるように心がけている。

**【のせ】** 同じ病を体験した人や理解のある人、あまり気を使わなくてよい人の輪に思いきって入り、孤立しないことが、私の再発防止策だ。語るという行為、すなわち、あいさつする、おしゃべりをする、雑談する、笑い合う、相談を持ちかける、愚痴を聞いてもらうという行為のなかに、再発から遠ざかる生き方のヒントがあると思う。

# 十　孤独をほどく

## テキスト

◆おそらく、急性精神病状態において、もっとも患者に堪え難いものは、孤独であろう。

人間には不安よりも孤独がいっそう耐えがたいものだと書いたのは、やはりサリヴァンであったと思う。不安は訴えることのできるものであり、不安神経症ということばがあるように、ある種の身体感覚を伴い、どこかに自分を受け入れてもらいたいという欲求があり、そして病気といわれて納得しうる余地が残されているように思う。しかし孤独にはその余地さえあるだろうか。

孤独はひとに訴えても詮ないものである。また、不安よりも孤独は身体感覚に乏しいものである。心の中で次第に何かが冷えてゆくといった感じはあるかも知れないが、しかし、統合失調症の人が、自分が病気であることを否定し、「ふつう」であることを主張するのは、一部は、彼の感じをいちばん占めているものが「孤独」であるからかもしれない。第一、不安が病気でありえても、孤独がどうして病気でありうるだろう。患者がこれを「疎外」として、外部に原因を求めるとしたら、それはさまざまな被害感として感じられ、そのように表現されるだろう。

たしかに統合失調症の人の孤独は孤島にひとり棲む人の孤独とも違うだろう。しかし、周囲との間に一枚のガラスのように透明な、破れない障壁を感じるとき、親しい人が身近にありながらコミュニケーションがとれないという飢餓感のほうが孤島よりも耐えがたかろう。

私は、患者は、周囲の表情によって自分がクレージーとみられていることを知るのだ、と思う。周囲のあわれむような、やさしさを交えたまなざし、〝美しい〟が何も内容のないことば、——こういったものは、「君は今日は変だ」「君のいうことはさっぱりつかめない」といわれるよりも決定的な衝撃となりうる。彼は、何とか自分が正気であることを証明しようとする。しかし、ふだん誰がわざわざ自分の正気を証明しようとするだろうか。そして、これほどクレージーな印象を与えることはない。ことばによって正気であることを他人に証明する方法はおよそ実らない。この証明は他人にむかってなされると同時に自らにむかってなされる。この方は残る。そして、あるいは妄想の根となるだろう。

おそらく、患者をことばで正気を証明せねばならないような状況に置くことは、患者の孤独を深め、絶望を生む。孤独な人に対して、それをことばでいやすことはできない。そばにそっといること、それが唯一の正解であろう。患者のそばに黙って三十分を過ごすことのほうが、患者の〝妄想〟をどんどん「なぜ」「それから」「それとこれとの関係は?」ときいてゆくよりずっと難しいことであるが——(七九)。

体験ノート
孤独がほどけるとき

【綾】周囲と意見が食い違い自分の意見を聞き入れてもらえない、それなら……と口を閉ざした。口を閉ざすと、次にやってきたのは孤独で、一緒にいてくれたのは幻の声だった。自分の世界へ入るとさらに孤立し、孤独になった。連れていかれた病院で医師の言葉に涙した母を見て、「自分のことで泣いてくれる人がいるのだ」と思い、自分は本当に孤独だったのだろうか、自分がそう思い込んでいただけではないかと思うようになった。退院後、地元で働くところもなく、昼間に出かけると近所の人から、「今何してるの?」と聞かれ、好奇の目にさらされることが苦痛だった。ラグーナ出版で働くという思いを胸に秘め、地元を出て一人暮らしをはじめた。はじめての一人暮らしは、やることなすこと新鮮で、時間があっという間に過ぎた。仕事が決まり外出する機会が増えるとともに、自分でしなければならないことも増えていった。家族のなかにも会社のなかにも自分の居場所があること、一人ではなくみんなの助けがあったことを知って、はじめて孤独がほどけていったように思う。

【有川】再発前は、人付き合いも時間のロスだと考えるようになって孤独に陥っていた。医療者に自分の苦しみや症状の恐怖を分かってもらえず、闘病においても孤独だった。再発後、人に支えられている自分に気づき、主治医を信頼できるようになった。大型連休中に有休をもらい島に帰ったとき、のんびりと過ごし猫と遊んだ。猫は孤独をほどいてくれた。残り四十年以上ある人生をそんなに急いでどうするのだと気づき、友人、知人とも穏やかに話せるようになった。

【ウナム】現在も孤独ではないとはいえない。今の孤独から抜け出るにはもっと元気が必要だと思う。しかし、デイケアに行けば話しかけてくれるスタッフがいたり、会社に行けば話しかけてくれる同僚がいるので、心には不安というものは起こらない。ささやかな会話が孤独をほどいてくれる。

【エピンビ】宴会に代表される、ワイワイした表面的なやりとりではもはや孤独はいやされない。そういう席で話される世間話も苦手である。思い詰めてネットに書き込んだときの温かなフォロー、ともに行動して空気みたいに感じる友人のそばにいるとき、教室で自分の文章を読んでコメントをつけてくれたとき、孤独がほぐれる気がする。

【緒田】私は大学受験に失敗したことで孤独に陥った。発病後、過去のほとんどすべての友達と断絶してしまった。今も確かに孤独だが、会社に行って何かに所属しているという感覚は孤独を慰めてくれていると思う。家でひとりいて孤独を感じていると、天使たちがやってきて慰めてくれる。また有名人の霊たちが順番待ちしていて、彼らとの会話で毎日楽しい。そして規則正しい生活と善行を積むことで、死後天界に入りたくさんの友達と会えることを楽しみにしている。

【栗】高校時代から、相手に悩みがうまく伝わるかどうかが不安で、悩みを伝えることに抵抗があり孤独を感じていた。一人で悩んでいたせいで発病したと実感している。家族の支えと、本や人との出会いのおかげで、現実を受け入れることの大切さや、人に自分の気持ちを伝える勇気をもらっている。「一期一会」を大切にし、感謝の気持ちで接するようにしている。

入院中、何をしても退屈で、やる気のでない時期があった。身内の面会を指折り数えて楽しみにしていたが、実際に会ってみると話す気力すらなかった。入院生活を振り返って分かったことは、私自身が気づかない「休息時期」「活動時期」を周りの医療スタッフがよく見てくれていたということだ。タイミングを見て作業療法などの声かけをしてくれた。そのおかげで、今の私がいると思っている。

【サトル】幻の声が聴こえていたころ、音楽をしていたので路上へ出た。強烈な孤独を感じていた時期なので、様々な人から声をかけられて心が安らいでいった。それらの一つ一つの出会いが自分にとってかけがえのないものになっている。

【星礼菜】中学のころいじめにあい、いらだちや憎しみに満ちていた。その一方で、悪いのは自分だという強烈な気持ちに襲われ、涙が溢れた。高校でも一人、部屋で泣いてばかりいた。その後も自己紹介や相手の話を引き出すという友達になるための簡単な処世術さえできず、相手を嫌な気持ちにさせた。大学時代は数名の友人はいたが、嫉妬に悩み、行き着いたのが孤独だった。

ある日、かつての友人が今スーパーで働いていると母が教えてくれて、「話しかけてみたらどう?」と提案してくれた。そこで思い切って自分から声をかけたら、その友人が気さくに応じてくれた。そのときの私は大卒の無職で精神病。とてもみじめに思えていたが、その出来事は自分の殻を破るきっかけになった。孤独から抜け出すには親の温かい応援と、小さなことでもいいから本当のことを言うことだと思う。

**【のせ】** 顔にコンプレックスがあり、人と比較して孤独を感じた。皆が完璧な人に見えた。容姿にしろ、学力にしろ、高いものを持っているように見えた。そう見えると、どんなに親しく話していても、人が遠い存在のように思えて、この世にひとりぼっち取り残された気がした。孤独から抜け出るには勇気が必要だ。「どんなに見苦しくとも、どんなに見苦しくとも」と呟きつつコンビニで買い物をした。大学にも「どんなに見苦しくとも、どんなに見苦しくとも」と呟きつつ通った。今、泊まりにくる同僚もできて孤独が少しずつほどけていっている。

〔第四章　参考文献〕

※引用にあたっては、本文の流れに即して、一部中略、加筆、要約した。


（一）『看護のための精神医学　第2版』山口直彦共著、医学書院二〇〇四年、八一‐八四頁。
（二）「統合失調症者への精神療法的接近」『統合失調症1』みすず書房、二〇一〇年、一五一頁。
（三）『こんなとき私はどうしてきたか』医学書院、二〇〇七年、三五‐三六頁。
（四）『こんなとき私はどうしてきたか』前出、四二‐四三頁。
（五）『こんなとき私はどうしてきたか』前出、一六七頁。
（六）「統合失調症における「焦燥」と「余裕」」『統合失調症1』前出、九五‐九六頁。
（七）『新版 精神科治療の覚書』日本評論社、一九八二年、一一六頁。
（八）「統合失調症者への精神療法的接近」『統合失調症1』前出、一五六頁。
（九）「統合失調症における「焦燥」と「余裕」」『統合失調症1』前出、一〇二頁。
（一〇）「統合失調症における「焦燥」と「余裕」」『統合失調症1』前出、一〇三‐一〇四頁。
（一一）「統合失調症者への精神療法的接近」『統合失調症1』前出、一五五頁。
（一二）『統合失調症の有為転変』みすず書房、二〇一三年、三〇‐三一頁。
（一三）「統合失調症における「焦燥」と「余裕」」『統合失調症1』前出、一〇八頁。
（一四）「統合失調症における「焦燥」と「余裕」」『統合失調症1』前出、一〇八‐一〇九頁。
（一五）『看護のための精神医学　第2版』前出、一四二‐一四三頁。
（一六）『こんなとき私はどうしてきたか』前出、三三頁。
（一七）『看護のための精神医学　第2版』前出、一四三頁。
（一八）『看護のための精神医学　第2版』前出、一三九頁。

（一九）『こんなとき私はどうしてきたか』前出、二一一－二二二頁。
（二〇）『看護のための精神医学　第2版』前出、一〇〇頁。
（二一）『最終講義　分裂病私見』みすず書房、一九九八年、五六頁。
（二二）『こんなとき私はどうしてきたか』前出、三二頁。
（二三）『看護のための精神医学　第2版』前出、一〇〇－一〇一頁。
（二四）『こんなとき私はどうしたのか』前出、三一頁。
（二五）「患者とその治療者」『中井久夫著作集5　病者と社会』岩崎学術出版社、一九九一年、六〇頁。
（二六）『こんなとき私はどうしてきたか』前出、一八三－一八四頁。
（二七）『看護のための精神医学　第2版』前出、一〇一頁。
（二八）『こんなとき私はどうしてきたか』前出、三六頁。
（二九）『こんなとき私はどうしてきたか』前出、三三頁。
（三〇）『こんなとき私はどうしてきたか』前出、三六頁。
（三一）『こんなとき私はどうしてきたか』前出、三五頁。
（三二）『こんなとき私はどうしてきたか』前出、三四－三五頁。
（三三）『こんなとき私はどうしてきたか』前出、一三〇－一三一頁。
（三四）『看護のための精神医学　第2版』前出、一〇二頁。
（三五）『こんなとき私はどうしてきたか』前出、一三〇頁。
（三六）『こんなとき私はどうしてきたか』前出、一三一頁。
（三七）「患者とその治療者」『中井久夫著作集5　病者と社会』前出、一二七頁。
（三八）『看護のための精神医学　第2版』前出、一〇一－一〇二頁。
（三九）『こんなとき私はどうしてきたか』前出、一二三－一二四頁。

（四〇）『こんなとき私はどうしてきたか』前出、二五頁。
（四一）『こんなとき私はどうしてきたか』前出、一二四頁。
（四二）『こんなとき私はどうしてきたか』前出、一三一頁。
（四三）『最終講義　分裂病私見』前出、五九－六〇頁。
（四四）『看護のための精神医学　第2版』前出、九七－九八頁。
（四五）『統合失調症の有為転変』前出、二四－二五頁。
（四六）『看護のための精神医学　第2版』前出、九八頁。
（四七）『こんなとき私はどうしてきたか』前出、一四頁。
（四八）『統合失調症の有為転変』前出、二八頁。
（四九）『こんなとき私はどうしてきたか』前出、一三八頁。
（五〇）『こんなとき私はどうしてきたか』前出、一三八－一三九頁。
（五一）『こんなとき私はどうしてきたか』前出、一五三－一五四頁。
（五二）『新版 精神科治療の覚書』前出、二五六頁。
（五三）『新版精神科治療の覚書』前出、二六－二七頁。
（五四）『こんなとき私はどうしてきたか』前出、四〇頁。
（五五）『こんなとき私はどうしてきたか』前出、一四五頁。
（五六）『看護のための精神医学　第2版』前出、一〇三頁。
（五七）『こんなとき私はどうしてきたか』前出、一六五頁。
（五八）『看護のための精神医学　第2版』前出、一〇三頁。
（五九）『統合失調症の有為転変』前出、三〇頁。
（六〇）『こんなとき私はどうしてきたか』前出、一六八頁。

（六一）『こんなとき私はどうしてきたか』前出、一六九頁。
（六二）『こんなとき私はどうしてきたか』前出、一七〇－一七二頁。
（六三）『看護のための精神医学　第2版』前出、一〇三頁。
（六四）『看護のための精神医学　第2版』前出、一〇三頁。
（六五）『こんなとき私はどうしてきたか』前出、一四頁。
（六六）「患者とその治療者」『中井久夫著作集5　病者と社会』前出、六七頁。
（六七）『看護のための精神医学第2版』前出、七二頁。
（六八）「患者とその治療者」『中井久夫著作集5　病者と社会』前出、六一－六二頁。
（六九）「患者とその治療者」『中井久夫著作集5　病者と社会』前出、六三－六四頁。
（七〇）『看護のための精神医学第2版』前出、三二〇頁。
（七一）『こんなとき私はどうしてきたか』前出、一三四－一三五頁。
（七二）『こんなとき私はどうしてきたか』前出、一三五頁。
（七三）『看護のための精神医学第2版』前出、一四七頁。
（七四）『看護のための精神医学第2版』前出、三一五頁。
（七五）『新版　精神科治療の覚書』前出、二四六頁。
（七六）『新版　精神科治療の覚書』前出、二四六－二四七頁。
（七七）『新版　精神科治療の覚書』前出、二四四－二四五頁。
（七八）『新版　精神科治療の覚書』前出、二五八－二五九頁。
（七九）『新版　精神科治療の覚書』前出、一一一－一一四頁。

# 中井久夫が答えるQ&A

※編集部注　ここでは、考える患者たちが生活や医療についての質問を用意し、中井が自由に答えたものをまとめた。Qは考える患者たち、Aは中井の言葉である。

**Q.** 日常の小さなつまずきを、つい大きな問題にしてしまいます。そのため大問題のオンパレードですが、大問題を小問題に変えるにはどうすればいいでしょうか。

**A.** やってみることです。できなかったら、今はその時期じゃないと知ることができますから。まわりに理解してくれる人がいることも大切です。

大切なのは気持ちの収め方で、たとえば、父親が本を買うと、競争して古本屋で同じ本を買う男性の患者さんがいました。お母さんが「夫がパスカルの全集を買ったら、同じものを本人も買いました」と話されました。それでぼくがそのお母さんに「キョクタンスキー」って言うと、それをお父さんが聞いて笑って、お母さんも笑って、本人も笑って、まぁ、なんとか収まりました。

**Q.** 仕事以外の余った時間に何をしたらいいのか困っています。どうしたらいいでしょうか。

**A.** 人類の課題ですね。病気をした人の方がずっとわかっているかもしれません。私は以前、回復を下山にたとえて、赤岳だとかお花畑とか自分の位置を確認する旨のことを書きましたが、そこを読んでもらって少しでも役立ててもらえればうれしいです。「生活することが仕事」というふうにとらえたらよいかもしれません。

**Q.** さまざまな人間関係に対応できる力を身につけるにはどのようにしたらいいですか。

**A.** 自然に親しむことです。六甲山でも高山植物園でも、自然に入っていくことです。それが無理な人は、身近にあるものを活用したらいいでしょう。このあいだ飛行機に乗っていると、日本人が富士山に親しみをもつのをみて感心しました。富士山が見えるというだけで満足しているんですね。

それと、親友を得ることです。親しい友人ができるということは、一冊の本を読むよりもすごいことなんです。二人以上の親友というのはなかなかできません、一人でいいんです。

**Q.** マイナス思考が浮かんでしまいます。どのように対処すればいいですか。

**A.** ひとつは、「はたしてそうか」と考えることです。私の尊敬していた眼科の先生は、なにか行うと必ず「は〜たして〜そうか〜」と言っていました。「は〜たして〜そうか〜」と歌うように言うと頭の中が動き出します。「は〜たして〜そうか〜」と、腑に落ちるところまで問いかけ、腑に落ちるという感覚を覚えるのです。〝腑〟っていうのが胸のあたりにあるとして、そこに落ちるかどうかで言葉の意味が「なるほど！」と納得できる、そういうことだと思います。

**Q.** 発症前の無理の時期に、できるとうぬぼれず謙虚になるためにはどうすればいいですか。

**A.** 無理の時期を行ったり来たりするとき、親友が役に立つんじゃないでしょうか。ぼくがやり過ぎそうになったときは、結局、止める相手がいました。聞く耳をもたなかったら、友人はあきれて離れていくでしょう。

**Q.** 本書で自尊心が大切だと書かれていますが、自尊心をもつにはどうすればいいですか。

**A.** 先にも述べましたが、自然に親しむこと。たとえば、ある人にとっては、山を一つ登ったらいいでしょう。ただ、山登りの先輩が付き添うことです。

**Q.** 病気中心で生きてしまっていることに対してどう思われますか。

**A.** 病気中心で暮らすことはかまわないでしょう。暮らせる間、しばらくはいいでしょう。病人を卒業するのは、ぼくは急ぐことはないと思っています。

病気中心で生きている人は実は病気にふりまわされているからしんどくなっていきます。だから入院してもらうわけで、理想的な入院をして個室にみなさんの言葉が書かれた本書のような本があるといいと思います。

ぼくが作る治療の場で成功したときは、病気のことはあんまり問題にならないで、高い山に二回登ったことがあるとか温泉に入ったことがあるとかそんな話をしていました。さりげない話が、病気が中心にならない生き方のきっかけだろうと思います。

**Q.** 病気の偏見、世間体をどうのりこえればよいでしょうか。

**A.** あほらしいと思っていたらよろしい。

**Q.** 寛解（回復）とは何でしょうか。

**A.** 寛解とは、「解《ほど》ける」というような感じ、言葉に近く受け取っています。自分を縛っているものが、ほどけるとか、そういう感じがどこかにあると思います。ぼくは、藤の花が山中に咲いているのを寛解と思い合わせたんです。

**Q.** 入院治療と外来治療のどっちがいいかの見極めは何ですか。

**A.** 人間関係が角ばっているか丸くなっているかが外来か入院かの見極めどころです。角ばっているときは入院治療で、不便なうちは入院が角を丸くとってくれます。外来治療の定義は人間関係が丸くなっていることです。

Q. 精神科病院に入院することに明るい希望をもつためにはどうすればいいですか。

A. これだけのテーマで一冊の本が書けると思います。ペリーの艦隊、黒船に乗ったと思えばいいでしょう。

Q. 保護室ではどのように過ごしてほしいですか。

A. 期待できたら保護室はいらない。ただ、職員でも医者でもときどき見回りしてくれたら、保護室は急速にいらなくなると思います。患者さんがゆっくり休める環境が作れて、患者さんが自分をコントロールできる状態になれば保護室はいらないのです。

Q. 発症時と回復時の臨界期を表した仁王像についてですが、自分は、発症時と回復時がまっすぐな一本道ではなく、両側に仁王像があるお寺の山門をくぐって本堂にお参りする、その本堂が病気の場で、そこから帰り道にまた山門の仁王像の間を通る、という感じに思えます。このイメージについてどう思われますか。

A. それはその通りでいいでしょう。「できれば友達と見に行って」と付け加えたいです。

Q. 先生が病気を体験していないのに体験しているように書けるのはなぜですか。

A. 人の心をとくに察するのが早いと思ったことはありません。私が体験したように書けるのは、ある患者の心のなかで起こっていることを聞くとき、ぼくの心の中にイメージとして起こってくるものを書いているんじゃないかなと思います。というか、ぼくのなかの限度を越した何かが引き起こしているのかもしれませんね。自分が書いたものを読んでみると、ぼくは言葉をあてがおうと努力しているみたいですね。患者の話を聞きながら言葉をあてがう。これは患者さんに役に立つことなのか、むしろ破壊的なことなのか。破壊的と思わないというのはぼくの思い込みですけど。何らかのかたちで私も病気を体験したのではないか、何かそんな感じがしています。

**Q.** 先生は、「幻聴や妄想も自然治癒力の発現といってよいかもしれない」と書かれていますが、症状は生命をまもるためにあるということでしょうか。確かに、恐怖から身をまもるために幻聴が聴こえたということは理にかなっているようにも思えます。

**A.** そう思えるならそれでいいと思います。運命っていうのは常に試みであり、私の書いているることも常に試みです。

**Q.** 幻覚妄想や病的体験をもう一度体験したい、という「誘惑」に立ち向かうにはどうすればよいですか。

**A.** これは、秘密の体験だと思うから、こういうときは、ひっそりと、ひっそりと。もう一度体験を持ちたいと思うときは破壊的だから、ひっそりと関係を持とうとする程度に留めるのがいいでしょう。

**Q.** 患者に希望の言葉をかけるときに先生は何を信じていますか。

**A.** 人間の間がらにあるもの。一般に人と人の間にあるものです。

# ――解説―― 中井久夫の治療思想

星野メンタルクリニック　精神科医　星野　弘

私は小学六年に進級してすぐにクラスで仲間はずれにされた。ネグレクトされたのである。思い当たることはなかった。それまでの友人たちを一挙に失った。「どうして?」と聞いて回ることも許されない雰囲気があった。私を取り巻く世界が一変してしまった。以降、人や社会の不条理や不正義にやり場のない怒りと孤独、無力を感じてすごした。誰にも相談しなかった。分かってもらえると思えなかった。しかし幸運なことに、それまで付き合ったことがない同級生が私の遊び相手になってくれた。彼はクラスで静かで目立たない生徒だったが、見かねたのだろうか。後で気づいたのだが彼も孤独だったのだ。彼は学区が違う中学校に入学したため、以来会うことがなくなった。次いで中学でもまた一人の同級生が私と付き合ってくれるようになった。高校も一緒だった。私はこの二人の同級生に癒され救われたと思う。半世紀以上前のことだが鮮明に記憶している。これらの体験が精神科医としての私のスタンスになった。

しかしその友人以外では窮屈で頑なな気分が続き、時計の六十進法が理解できなくなったことがある。高校時代には数学の公式やマイナスの意味が分からなくなり、小学の算数からやりなおさないといけないと思ったこともある。なんとか医大に入学したが、望んだ進路ではなかったため喜べなかった。

入学後は授業の出席日数を計算しながら、ひたすら寝て過ごした。学費のスポンサーだった叔父の産院に寄宿し、西向きの三畳の小部屋が与えられていた。エアコンもない時代であり、夏の暑さは尋常ではなかったが掛け布団を抱いて寝るとよく眠れることを発見した。私の精神（こころ）がほぐれ始めたのは入学して四年目ころかと今にして思う。

大学時代の精神科講義はとりわけ面白くなかった。しばしば授業を抜け出した。臨床研修や卒後数カ月在籍した医局では、上級医の診察に陪席したあとに「寒々しさ」、「白々しさ」、「よそよそしさ」と無力感だけが印象に残り、「どうして患者の気持ちを聞いてやらないのか」と内心憤った。

それでも私は卒業前から精神科を選んでいた。精神医学の知識は微々たるものであったが、自分の気持ちは確かな何ものかに突き動かされていた。おそらく私の苦しかった体験がそうさせたのだろう。迷うことはなかった。内科の先輩医師だった乾達《いぬいすすむ》先生は、精神科講義で教授の「分裂病は治りません」の一言で精神科志望を断念したとのことである。先生は開業してから往診家庭先で精神病患者と出会うことが多く、本業のかたわら、地域の精神障害者支援にも携わって引退後も活動を継続している。(一)

私は西も東も分からないまま、一九六九年に都下の私立単科精神病院である青木病院に週二日のパート医として勤務することになった。正確には押しかけたのである。「関西から来たドクターが絵画や箱庭療法などもやっていて勉強になるよ」と、当時の精神医療に意義申し立てしていた仲間の先輩から勧められたのを機に決心したのだ。それが中井久夫先生（以下中井）だった。その年の暮れに中井や遠藤四郎先生の勧めで東大分院神経科に入局し、安永浩先生を知った。

当時の精神科病院は、院長を含めて数人の常勤医が患者の管理を主たる仕事にするのが一般的だったが、青木病院には七、八人の働き盛りの常勤医師が勤務していた。その他にも自ら希望して勤めていたパート医が数人いた。規模の大きな病院でも医師の数が満たされていなかった時代であったが、二百床規模の病院だったにもかかわらず医師が突出して多かったのは初代院長青木義作先生のおかげといってよい。

青木病院には医局にこもる医師はおらず精神科病棟は活気に満ちており、治療現場の多忙さに感動した。そのような環境の中で、私は幸いにも先入観なくタイプの異なる先輩医師の治療実践と患者へのアプローチをつぶさに観察することができた。

先輩たちを観察しているうちに、治療姿勢や治療思想に小さくない違いがあることが分かるようになった。ある医師は妄想を語る患者を優先して診て、患者の上をいく精緻な妄想を提案した。記述現象学の専門用語をカルテに数行記載して処方する医師、患者や家族を叱る医師、人が好くて患者の言いなりに動くタイプの医師もいた。違いがあって当然だが、それにしてもありすぎると思った。医師たちは、患者を何とか良い方向に向かわせるという内なる意思を感じ取れないくらい悲観論に覆われていたのだ。

その先輩たちの一人である若き日の中井は、患者や家族に対する接し方に節度があった。荒れている患者には凛とした態度で彼らが語ることを真摯に聞き、また緘黙《かんもく》患者には傍らに寄り添っていた。患者の発病で苦労を重ねて疲れた家族を慰めながら治療に協力をお願いしていた。ある時、副院長が得意とした出勤前の朝駆け往診で収容した患者が隔離室に入っていた。主治医は中井が指名されていた。中井は家族に「大切なご子息を残念ながらこういう形でお預かりして隔離している」ことを謝して頭を垂れていた。たまたま私はその姿を目撃した。それからまもなくのことだった。担当患者のカルテを取りに診察室に入った。すでに中井が部屋を使っていた。中井が受け持ちの若い破瓜型統合失調症患者の下腹部の恥垢を清拭していた。看護の手を借りずに独りでやっていた。厳粛な面持ちであった。患者はなされるままにおとなしくしていた。そそくさと部屋を出た私はその場面を目の隅でとらえた。これが医師というものなのかと納得し、この先生は本物だと思った。

中井は一九六七年、ウイルス学から転じて東大分院精神科に入局し、青木病院にも勤務していた。「患者のことだけを考えていればよい九年間」(二)と本人が回想するように、時間を惜しむことなく患者と向き合い、生き生きと輝いていた。私は、中井の臨床場面(診察を含めて)をこの目で見ただけでなく、中井を私の車の助手席に乗せて二つの病院に通勤した。それは中井が名古屋市立大学に転出するまで四、五年間続いた。車に乗ると中井は病院に着くまで話し続けた。内容は多岐にわたり、駆け出しの私が理解できるように比喩やことわざを使った。「患者の発病にはそれぞれの事情があり、たまたま発病したのではない。その事情を理解しないで治療をすすめることはできるだろうか」

と言われたことがある。車中での語りはのちに論文になったものも少なくなかった。私が直接耳で聞いたことがそのまままとめられ記載されていた。それには掛値がなかった。論文として世に出る前から私は中井の精神医療観や統合失調症観に「そうでなくちゃ」と同調し共感する機会を得ていた。ふりかえれば私は連日個人的に講義を受けていたことになる。これは私にとって至福の時間であった。中井自身も話すことで思考の整理とまとめをしていたに違いない。そうでなければ単なる雑談になっていただろう。

中井は、当初から統合失調症を治療の対象とし、統合失調症には回復がありえないという当時の精神医学の悲観論と格闘していた。そして、統合失調症を他人事ではない問題としてとらえており、臨床に向けて命を削る覚悟で思索していた。このことについて中井は次のように書いている。

「統合失調症の不治説も、数年、同じ奇矯な姿勢を保ちつづける人たちをみていればいかにもと思うけれども、他方で回復する人や社会的活動を継続している人が身辺にもあって、私には当初から治癒可能性が前提であった。統合失調症は視野の広い病なのであり、いや、理論的には、誰でもなりうる病であることは結核に劣らないと私が思う理由になっていると思う。いや、病気であるという認識がないという当時の定式によれば、私もなっていたかもしれず、現になっているかもしれない。私が、おれたちは統合失調症とは無関係であるといわんばかりの精神科医の陳述に最初から違和感を覚えた理由であり、回復過程の記述、不在に気づいた理由である」(三)

中井にとって治療とは、患者の気持ちを推しはかること、患者の気持ちを汲むことへの絶えざる試みであった。本シリーズで体験を語る「考える患者」たちは、本書の「統合失調症の人の自己感覚を推しはかる」などの文章を読んで、「中井先生はほんとうに統合失調症を経験したから、私たちの気持ちが分かる（分かってもらえる）のではないか」とざわめいたと聞く。中井は「重要なことは、患者の置かれている状況へのエンパシーである」と言い、「患者に通じるふつうの言葉のヴォキャブラリーをふやすこと」を模索していった。

一九七六年の神経誌に中井の論文「統合失調症者における「焦慮」と「余裕」」が掲載された。精神科の論文は専門用語の使用が当たり前だった時代に、中井は「あせり」「ゆとり」「無理」といった日常語を使った。これを機に、鳴りを潜めていた臨床医が堰を切ったようにケース報告や現場の臨床について投稿するようになった。特殊例でなく、日常に出合う統合失調症治療に関する論文が発表された。これは決して偶然ではなかったのである。

精神科医になって二年目ころだったと思う。私は患者の診察場面で何を話題にし、何を聞けばいいのか、どうアプローチしたらいいか、患者を傷つけないで診察するにはどうしたらよいか悩んでいた。声の届かない川向こうの人と話しているようなもどかしさがあった。ある時、寡黙で目立たない、数年入院している破瓜型の統合失調症患者を診察した時のことである。本人から話し出すことがなく、話題が見つからなかった。幻覚や妄想は前医のカルテを見ればわかることであり、話題にする気はさらさらなかった。言葉に窮して最後に「あなたの心配事、気がかりなことを聞かせて」というと、患者は「両親も歳を取ったし、自分が働かないといけないので早く退院したい」と答えた。なるほどそういうことか、すぐに退院は無理としてももっともなことだった。以来私は霧が晴れたように患者を診察できるようになった。患者は言葉の通じない異星人ではなく、ふつうの苦悩を持った人間なのだと実感し、さらに形式的にならない診察ができるように工夫しはじめた。患者の苦悩を汲み、できるだけ同等の立場で話し合えるにはどうしたらいいのかと考えた。患者の心に届き、専門用語を使わない共有できる言葉の必要性を感じるとともに、身体のことなら無理なく共有できるだろうと気づいた。

中井は、「患者の精神（マインド）と身体が足並みをそろえること」の重要性を指摘し、幻覚妄想といった特異的な精神症状ばかりでなく、非特異的な身体に注目している。われわれの治療行為は特殊なものではない。患者の苦悩や苦痛を別次元のものとせず、その軽減や排除を優先的に心がけることが大切だろう。治療を必要とする患者には例外なく不眠があり、憔悴しているといって過言ではない。太って発症する患者を私は知らない。不眠を改善すれば精神症状の何割かは解消するだろうし、苦痛や不安の減少が食欲増進と関係していることは精神科医に限らず、ヒトの共通の体験・認識である。中井は「統合失調症の回復にはいくつものパラメーターがある。まず容易に解決できそうなものから解決を図り、その上で残った問題を考えよう」「まずは黒板を消してみよう（白紙にして考えてみよう）」と言った。やってよいことから始め、できることから解決を図るのが後の治療の展開を円滑にすることを知った。

中井にならって私も非特異的な身体に注目した。自分なら何ができるかを考えた。診察室に体重計を置き、白癬で肥厚した爪をカットするために専用のニッパーを用意したが、いつからそうしたのか記憶がない。睡眠と便通、生理などについては面接のたびに詳しく聞いた。当直で夜の回診中に「便秘しているので薬をください」と訴える患者が少なくなかった。それは日常の診察で話題にされていないためであり、医師の側が関心を持たなかったためであろう。便秘を訴えた患者に下剤を出し、翌日「あれはどうなりましたか?」と問うと、「おかげさまで出ました」と感情をこめた声と笑顔で答えてくれることが多かった。ふだんは寡黙で表情に乏しく独りでひっそり過ごす患者も同様だった。意外なことだったが、患者と何かを共有することができたと感じた。たかが「便秘」「体重」と軽く扱ってはいけないと思った。同様に不眠のつらさを知る患者は眠剤の投与で、「とてもよく眠れました」といい、「よく眠れるというのは幸せなことだね」と答えると満面の笑みを浮かべて「そうですね」と応じた。

入局して二、三年の間は入院期間の長い比較的穏やかな患者を担当していたが、中井が東大分院の講師になり勤務日数が減ったころから私も急性期の新患を診るようになった。患者の語りは幻覚や妄想気分でまとまりなく展開したが、入院に至るまでの経緯を聞きながら「ところでよく眠れていましたか」と問うと「いや、この一、二週間はほとんど寝ていません」と言い、「その間はどんな状況でしたか」と聞くと「人の声が聞こえて脅かされ、さらに次から次に考えが浮かんできて大変でした。誰かの仕業ではないかと思います。いまもそうです」とのことだった。一般に患者は興奮状態にあってもそれには波動があって、つかの間の凪がある。その時を見計らって「ようするにあなたの頭の中はザワザワと騒がしく、考えてもいないことが同時に浮かんできたり、何だかわからないものでいっぱいなんですね」とつぶやくと患者は頷いた。「それはつらいね」と付け加えた。

中井は転出後もしばらくの間二週に一度、外来患者の診察をしていた。私の当直日の夜に病院に泊まりがけで来院していた。私が夜の回診を終えて医局に戻ると統合失調症の治療について雑談した。かねてから患者のこころに通じる言葉や身体について話し合っていたが、私は「患者に頭の中が騒がしいですかと聞いて、それはどういうことかと反問されたことがなく、皆がそれを肯定しますね」というと中井は「そうなんだよ」と即座に答えた。中井が日頃から考えていたことであろうが、中井は「頭の騒がしさ」をさまざまな論文のなかで私の言葉として引用した。神戸大学時代に安克昌先生が「中井先生は手柄を独り占めしない人」と評していたが、青木病院時代も同じであった。

このようにして身体症状に関連した言葉のヴォキャブラリーが少しずつ増えていった。「疲れやすさ」はよく通じる言葉であるが、それは頭の疲れか、神経の疲れか、人疲れか、気疲れか、身体の疲れか、硬い疲れか柔らかい疲れかと患者と話し合った。「睡眠」では何時に寝て朝は何時に起きるか、寝つきはどうか、寝つきの悪い時は何か考え事をするのか、翌日や将来のことを考えてしまうのか、あるいは考えのほうが勝手に浮かんでくるのか、夜中に目覚めることはあるか、あってもまたすぐ寝付けるか、浅い睡眠になるのか、寝起きの気分はどうか、熟眠感はあるかなどである。二度寝や過眠の有無も聞いた。これらは聞いて害のある言葉ではない。私は過眠を認め寝たいだけ寝たらいいよと勧めた。そういう時期が必ずあり、予定があるときは朝早くでも起きられるものだと説明した。夢の有無も聞くが、患者の夢は、通常は不安や切迫感のあるものや途方に暮れた内容が多い。それには夢が頭の中を整理してくれているかもしれないと話した。悪夢には「夢でよかったね」と伝えた。便秘については回数や便の形状、サッパリ感の有無まで細かく聞いた。

　こうして患者と共有できる言葉や話題が違和感なく増えてから患者の硬い構えがほぐれだした。「自分の考えが漏れている」「分かられている」と訴える患者は少なくない。それ自体を病的体験として精神科医はとらえるが、面接の場面にかぎらず「自分のことが何もかも治療者に分かられている」という患者はいない。むしろ「名状しがたい現象は分かってもらえない」と考えているようである。それを打開するために患者治療者間で共有できる事柄を多くすることが大切になるのである。そういったことを踏まえて語られる治療論だからこそ患者の気持ちに届くのであろう。本書でも孤独や不安、あせりとゆとり、硬い疲れと柔らかい疲れなど患者に通じる言葉に「考える患者」たちが共感し、多くの答えが引き出されている。これらの共感の声を聞いて中井は「患者さんからのお墨付きをもらえるんだね」と穏やかに微笑んだという。

　われわれは発病前の人に出会うことはごく稀で、発病して治療を求めてきた人を診るわけだが、当時は発病過程に精であり、回復過程に粗であった。それは統合失調症の治療については無関心であるか回復を諦めていたといってよいだろう。治療技術と病気の理解が貧困であった。そこで中井は、治療に目鼻立ちがつかない病気などあるものかと回復のために治療の海図づくりをはじめた。この回復するという信念は、初期三部作とよばれる「統合失調症状態からの寛解過程」「統合失調症の発症過程とその転導」「統合失調症の慢性化の問題と慢性統合失調症から離脱可能性」に結晶し、その後続々と発表された論文は、統合失調症研究と治療のまさに転換を告げるものであった。発症には無理からぬ事情があり、回復には発症過程と異なる独自の過程（寛解過程）があることについて比喩を巧みに使い、ふつうの言葉で誰にでも分かるように書いた。これらの著作を読むと、車中で話された言葉が今も鮮明に思い出され、私の臨床の血肉になっている。

中井が精神医学の世界で達成した仕事は広汎にわたり、ここで紹介することはとうてい不可能だが、本書との関係でいえば、さしあたり次の二点を取り出すことができるだろう。

一つめは、なによりも患者や家族に対する「情」「悼むこころ」である。何気ない会話の中で私は感じ取っていた。

中井は、患者を己の興味や研究の対象にしないという厳しい倫理観を持っていた。ウイルス学から精神医療に転じた時に業績のための論文は一切書かないと決心していた。研究中心主義の時代のなかで、研究のための研究をしない、臨床をやろう、患者に害のない治療、侵襲の少ない治療をやろうと決心していた。絵画療法や箱庭を治療に導入した。そして一貫して患者の側に立つという姿勢を堅持して精神医療における倫理性を身をもって示していた。理論や治療観をこえて、まず「自分にできないことは患者に求めない」と言った。そして、「自尊心を失った人は患者であろうとなかろうと相互的な対人関係を結べず、治療関係やその他の対人関係も荒れる」(四)と本書でも語るように、治療の出発点を患者の自尊心(dignity)の尊重とした。「だれも病人でありうる、たまたま何かの恵みによっていまは病気ではないのだ」というエンパシーは、実践に固く結びついていた。阪神淡路大震災時に、安否を心配して「中井先生は大丈夫か?」と患者が叫んだという逸話は作り話ではないだろう。

二つめは、患者をみる視点である。

「病的なものだけをとり出すのでなく、むしろ、病的なものをこうむっている心身に注目することを精神医学に望む」(五)という中井の治療実践は、回復を引き出すために患者をいかにみるかという問いの上に行われた。症状は医師の見方によって〝発見〟される。中井は、患者が症状について語るとき、症状そのものというより、症状の裏にどのような事情があったのかと患者の気持ちを汲むこと、患者の「みずからの精神衛生をよい方向にもってゆこうとする傾向」を探ることに重点を置いていた。

中井は「どのような統合失調症患者も百パーセント統合失調症的ではない」といつも言った。病気の部分は患者が困っているところなので医者にも見えやすい。健康な部分も実はそこにあるのだが、医者が〝発見〟しなければ患者は自覚できない。私も診察のとき、「全身が統合失調症ではない。病気に立ち向かおうとする健康なところがいっぱいあるじゃない。そっちに目を向けましょう」と話すと、とくに家族がはっとした表情になる。〝健康〟が見えにくいのだ。

患者の健康な部分、すなわち自然回復力に着目すると、理解しがたい患者の言動も自然治癒への方向性がないか、少なくともこれ以上悪化を防ぐ意義がないかが考えやすくなる。さらに中井は、幻覚や妄想でさえ「病気」とはとらえていなかった。彼は言う。「極度の恐怖は対象を持たない全体的な『恐怖そのもの』体験だが、幻覚・妄想・知覚変容は対象化されえる。意識とは一般に〝何かについての意識〟であるから、幻覚にせよ妄想にせよ、それらは意識に対象を与える。その限りでは健康化の方向に向かっている。幻覚や妄想も自然治癒力の発現といってもよいかもしれない」(六)と。

ところで、近年の精神医療は進歩しているといえるだろうか。たしかに精神科病棟は改築され患者一人当たりの床面積が広くなり物理的環境は改善された。精神保健福祉士や作業療法士、臨床心理士など精神科病院を支えるスタッフが充足され患者をサポートする施設も多くなった。しかし医療の質が改善されたかといえば疑問がある。

私は二〇〇一年に東京を離れて地方の病院に勤務し、何度か転勤したがどこも満足できなかった。医療情勢のためであろうか患者個人に合わせた治療が行われず、薬物で対応されていて、治療が荒っぽくなった印象を受けた。ある病院では患者を患者様と呼ぶ一方で、入院に必要な書類を整え、同意もないまま急性患者は医療保護入院になり、拘束されたまま隔離室に直行することがルーティン業務になっており、人権が尊重されていないことに驚かされた。やむをえずそうされたと思えない患者がほとんどであった。しかも担当医が患者を見舞うことがなかった。統合失調症患者との面接を目にしたことが一度もなかった。看護師の報告で患者の処方を決めるだけであった。そして三カ月で患者を急性期病棟から放り出していた。

こうした状況は、昭和の終わりごろから救急指定病院でひそかに行われた電気ショック療法の蔓延と次世代の抗精神病薬が使われだしたときから活発化したように思う。薬物万能の時代になった。精神科の医療技術は目に見えて衰退したと思う。なにしろ短期間の研修で薬が使えるようになってしまった。白衣や薬がなくても患者とじっくり話ができる医師が少なくなった。マニュアルがすべてになり、個々の事例に対応して治療戦略を練るといった作業が省かれた。患者の「こころや気持ち」がないがしろにされ、急速鎮静と陽性症状や陰性症状の軽減が総じて治療目標になった。回復が進まないと薬が増やされ、それでダメなら変薬され、それでもダメなら「入院しますか」「ほかの病院に転院しますか」と言われるのである。

現在、私のクリニックはそんな精神科の治療に失望して遠方からやってくる統合失調症の患者が多くなった。ある患者は、どういうことに困っていて、どういうふうにしたいのか、なりたいのかなど患者の気持ちがまったく聞かれないと語った。ある家族は、家族や患者の苦労は汲まれず、治療に口出しするとして厄介者扱いされたと語った。環境や生活の状態、日々の暮らしなどは聞かれず、診察のたびに「あの幻聴はどうなった？　まだ聞こえる？」と常同的に質問され続けている患者もいて、この時代でもまだそんな医師がいるのかと失望することもあった。中井が「注意の交互作用」というように症状ばかり聞かれていると固定化してしまうことが危惧されるのだ。症状ばかり聞かれた患者はそろって大量の薬を飲んでいるため、患者と家族の苦労話を聞いて薬を減らすことがまず初めに行う私の仕事になっている。

生物学主流の現在は「脳機能」を重視し、「こころ」への働きかけができていない。生物学的な視点から治療を行う医師に「話を聞いてください」と腕に取りすがってお願いする患者がいた。しかし診察時間は数分で打ちきられていた。また、「これをやっていいですか、大丈夫ですか」と卑屈な態度で朝から晩まで頻回に訴える青年がいた。彼らはネグレクトされ、プライドがズタズタに切り裂かれていた。当時の若手医師たちは言葉にこそしなかったが、これは治療じゃない、医原性の病を作っているだけだと怒った。それから時は経ったが、はたして現在、精神科医療は大丈夫と言い切れるだろうか。

本書二章で、みずからの統合失調症体験を語る、考える患者の一人、有川さんは、最初の入院のときに、説明もなく電気ショック治療を受けて記憶が飛び、入院中の記憶が空白だと書く。医療に不信感を抱いた彼女は、「自分は霊だ」と名乗る〈ワタナベ〉の声に支えられて生きる。彼女にとって〈ワタナベ〉は、ほんとうに存在する人物であり、〈ワタナベ〉を否定する医療者たちと戦った。再発を経てふと我にかえったとき、〈ワタナベ〉は孤独な私が作り上げた妄想だったと気づき、絶望し死を考えたという。彼女は、幻聴以前の生活を、「ただいつも孤独で生きることに苦悩をしていたような気がする」と回想している。見落としてならないのは、「幻聴」と呼ばれる症状ではなくて、「孤独」である。だがいったい私たちに何ができるだろうか。薬で幻聴をなくすことだろうか。患者の言葉に付き合い、妄想を固定させることだろうか。けっしてそうではない。中井は本書でこう答えている。

「もっとも患者に堪え難いものは、孤独であろう。人間には不安よりも孤独がいっそう耐えがたいものだと書いたのは、やはりサリヴァンであったと思う。不安は訴えることのできるものであり、ある種の身体感覚を伴い、どこかに自分を受け入れてもらいたいという欲求があり、不安神経症ということばがあるように、病気といわれて納得しうる余地が残されているように思う。しかし、孤独にはその余地さえあるだろうか。

孤独はひとに訴えても詮ないものである。統合失調症の人が、自分が病気であることを否定し、「ふつう」であることを主張するのは、一部は、彼（彼女）の感じをいちばん占めているものが「孤独」であるからかもしれない。第一、不安が病気でありえても、孤独がどうして病気でありうるだろう。

たしかに統合失調症の人の孤独は、孤島にひとり棲む人の孤独とも違うだろう。しかし、周囲との間に一枚のガラスのように透明な、破れない障壁を感じるとき、親しい人が身近にありながらコミュニケーションがとれないという飢餓感のほうが孤島よりも耐えがたかろう。

おそらく、患者をことばで正気を証明せねばならないような状況に置くことは、患者の孤独を深め、絶望を生む。孤独な人に対して、それをことばでいやすことはできない。そばにそっといること、それが唯一の正解であろう」(七)

彼女のそばにそっといることの重要さを知っていたのは、彼女の父親だった。

父親は、一見意味不明なことを語る彼女の言葉に付き合わず、薬を隠して捨てようとする彼女の前に佇んで飲み終わるまで数時間付き合い、睡眠や食事など彼女が安心して過ごせるような条件をつくることを目標とした。

孤独のうちに悩んでいる患者、人知れず悩みながらもわが子のために努力されているご家族の方はぜひ本書を手に取ってほしい。中井の言葉と患者が回復していく姿には、希望が詰まっている。

中井は、治療の目標を「治ることは発病前の状態に戻ることではない。それはいつ病気になっても不思議ではない、いわば病気の種子を含んだ不安定な状態であっても不思議ではなく、治るということは、前よりも、たとえ見栄えはしなくても、より安定した、余裕の大きい状態に出ることである。ある意味で治るとは、発症前よりよくなることでなければならないだろう」(八)と書いている。

有川さんは、「発症以前の自分には決して戻れないと覚悟することが必要です。発症前とは違った新しい自分に生まれ変わるのです」と語る。

中井は、「医者は、患者に開かれた態度でContainer（包容力の大きな支持者）でなければならず、〝病気になっている必要性〟に敬意を払うことが臨床の一つの到達点」と言った。そのためだろう、実際中井の患者は委縮して固まっていることがなく、ある種生き生きした発言が多かった。患者を引き継いでからも、あたかも私が初期から診ていた感がしてスムーズにやれた。中井の指紋や痕跡が残っていなかった。痕跡のなさ、少なさが中井の治療の痕跡であったと思う。

そんな中井の言葉だからこそ、考える患者たちも心を開き、本音を語るのであろう。

最後に。本書は、患者の気持ちに通じる言葉をともに探すことが目的である。さまざまな症状の定義が出てくるが、読者はその裏側にある孤独や恐怖といった無理からぬ事情を汲み取ってほしい。病のなかにあっても、よくなっていこうとする健康な部分に光をあて、何に悩み、何に困っているかをともに語り、喜びを分かち合っていくこと。そういった過程を通してのみ、患者やその家族の気持ちに通じる言葉を見出すことができるだろう。

【引用文献】


（一）『統合失調症からの回復のヒント』乾達、白澤社、二〇一四年。
（二）『統合失調症1』みすず書房、二〇一〇年。
（三）『統合失調症1』前出。
（四）本書四二頁（初出「分裂病者の回復過程と社会復帰について」『精神神経学雑誌』86巻12号　日本精神神経学会、一九八四年）。
（五）『統合失調症2』みすず書房、二〇一〇年。
（六）本書一七六頁（初出『最終講義』みすず書房、一九九八年）。
（七）本書二一六－二一七頁（初出『新版精神科治療の覚書』日本評論社、二〇一四年）。
（八）本書六六－六七頁（『統合失調症1』前出）。

## あとがき――症状から見えてきたこと

### 考える患者

病気になる前の自分は、内気で弱虫で人見知りでした。周りからどう見られているのかを常に気にして相手の一挙一動に怯え、そんな自分を幻の声は冷たい言葉で笑っていたのです。服薬と落ち着いた生活によって声は消えていったものの、「このままの自分ではダメだ、変わらなくては」と決意し、少しずつネガティブをポジティブに、口下手をおしゃべりに変えていきました。それから数年が経った今、誰もが私のことを「変わったね」と言ってくれます。病気は変わるきっかけにもなることを本書から読み取ってくだされば幸いです。(綾)

私の精神科医療との出会いは、不幸にも電気ショック療法がはじまりでした。電気ショック療法を行った医師の顔すら覚えておらず、薬の話だけの精神療法で医療不信は根強いものとなり、精神科医療そのものが信じられなくなっていきました。今回、中井先生の文章と出会い、「ここまで患者の側に立って考える先生もいるのか」と感銘し、少しずつ私の心はほどけていきました。また現在の主治医は穏やかで会うたびに安心感を与えてくれます。また星野先生の私に対するコメントを読んだとき、自分の苦労が報われたような、感謝の気持ちでいっぱいになりました。精神科医療に関

わる方々がこのシリーズを読んで、患者の気持ちばかりでなく、ご家族の支えの必要性を理解してほしいです。（有川）

高校生時代、自分に似た誰かがいるような感じがして、その人の痛みやかゆみを自分が代わりに引き受けて胸が痛くなりました。そして精神科以外の病院を経てやっと精神科へたどり着きました。胸の痛みはおさまらずに入院しましたが、一錠の薬でおさまって不思議に思いました。どんなことをして今の安定があるのかわからないですが、堂々と自信を持って短時間の仕事をしています。中井先生の文章は詩的で分かりやすく、自分の病気を説明しやすくなりました。（ウナム）

体験記を書くにあたっての方針は、体験を文学的に引き延ばさないことでした。資料として読者に生かしてほしいと思ったからです。文章を通してみた中井先生のイメージは、パイオニアであったために「使えるものは何でも使う」方式で、精神医学をこえて文科理科に関わらず文章の世界にアンテナを広げていらっしゃる姿でした。中井先生の比喩でものごとをとらえる発想は、不思議なことに、ある種の患者の発想に似ているような気がしました。（エピンビ）

私の症状は幻の声にもとづく恋愛妄想と宗教妄想で、心ばかりでなく身体も悪霊に完全に憑依されていました。その背景には、婚約者がいる女性を好きになったことと宗教書の読み過ぎがありました。今も宗教書を毎日大量に読んでいますが、まったく憑依されなくなりました。症状と距離を置き、余裕が生まれたからです。中井先生の統合失調症観は、先生の具体的な経験に裏付けられた治療戦略を編み出されており、患者に有効だと思いました。自分や家族が病気かなと疑っている読者は、本書を読んで、重症になる前に治療することをお勧めします。（緒田）

中井先生の文章を読んで"No rain, no rainbow"（雨がなければ虹はない）という言葉を思い出しました。症状がなければ、家族とのコミュニケーションの大切さに気づかなかったように思います。そして上を向いて歩いたら虹の存在に気づいたのです。「この旅がはじまるのは必要なものがすべてそろっているから進むのである」という言葉も好きです。いろんな出来事が起きたとしてもプラス思考で考えるように、感じるように努めています。自分の心を幸せにするのは自分自身です。見守ってもらえればうれしいです。（栗）

今回身体に注目して過去を振り返ってみると、少しずつ改善してきていることに気づきました。薬の副作用に今でも悩まされていますが、両親はそれをあせらず見守ってくれています。自分なりの努力も必要ですが、長い目でゆっくりと見守ってもらえて安心しています。入院中は、心の病を患っている患者同士にしか分からない独特の空気感や距離感というのも学びました。そのおかげで今こうして同じ経験のある方々と働くことができていると思います。本書が患者だけでなく家族や

社会に広がり、この病気への理解が進む手助けになればと思います。（サトル）

症状は私に、思い通りにいかないことに腹を立てて人を恨み、助けを求める勇気がなくて孤独になっていた自分に気づかせてくれました。自分の力でどうしようもないとき、逃げることは恥ずかしいことではありません。助けを求めるのはたいへんな勇気が必要ですが、私は優しい人々の助けで立ち直りました。少しでも恩を返したいです。本書を通して、「相手に対して過大な期待を持たず、少しの進歩をともに喜び、晴れの日も雨の日もゆっくりと歩いていく大切さ」を読みとっていただければ幸いです。（星礼菜）

今回、症状の背景にあった人生を振り返って、ほんとうに不思議なことだらけだったと思いました。入院では最初ほったらかしにされましたが、保護室で身体症状が出たとき老看護師が見守ってくれたおかげで医療を信じてこられました。退院の日、「待てば海路の日和あり」と言い聞かせて病院から一歩踏み出しました。いろんな波がありました。中井先生は症状の微々な動きを的確に文章化されており、なぜ患者の内奥が分かるのか不思議だなと感服しました。「統合失調症は死に至る病ではない」と自分に言い聞かせ、恐怖や疲れをほどいていこうと思います。（のせ）

■著者略歴

**中井久夫**（なかい・ひさお）

1934年奈良県生まれ。京都大学医学部卒業。神戸大学名誉教授。精神科医。著書に『中井久夫著作集—精神医学の経験』全6巻別巻2（岩崎学術出版社、1984-91年）、『家族の深淵』（みすず書房、1995年）、『統合失調症』全2巻（みすず書房、2010年）など多数。他に文学、詩、絵本など幅広い分野で、英語、ギリシア語、フランス語、ドイツ語などの翻訳書がある。
2013年文化功労者に選ばれた。

中井久夫と考える患者シリーズ 2

**統合失調症をほどく**

二〇一六年九月十二日　第一刷発行

編　者　中井久夫と考える患者制作委員会
監修・解説　中井久夫
発行者　川畑善博
発行所　株式会社 ラグーナ出版
〒八九二-〇八四七
鹿児島市西千石町三-二六-三F
電　話　〇九九-二一九-九七五〇
FAX　〇九九-二一九-九七〇一
URL http://lagunapublishing.co.jp
e-mail info@lagunapublishing.co.jp

装丁　鈴木巳貴
本文イラスト　星礼菜

印刷・製本　シナノ書籍印刷株式会社
定価はカバーに表示しています
乱丁・落丁はお取り替えします
ISBN978-4-904380-53-6 C3047